中医药畅销书选粹·名医传薪

孔伯华嫡传弟子

屠金城老中医五十年临床经验集粹

金宇安 主编

中国中医药出版社·北京

图书在版编目（CIP）数据

屠金城老中医五十年临床经验集粹/金宇安主编．—2版．—北京：中国中医药出版社，2012.1
（中医药畅销书选粹·名医传薪）
ISBN 978-7-5132-0549-8

Ⅰ.①屠…　Ⅱ.①金…　Ⅲ.①中医学：临床医学-经验-中国-现代　Ⅳ.①R249.7

中国版本图书馆CIP数据核字（2011）第160212号

中国中医药出版社出版
北京市朝阳区北三环东路28号易亨大厦16层
邮政编码　100013
传真　010 64405750
北京市泽明印刷厂印刷
各地新华书店经销
*
开本880×1230　1/32　印张7　字数183千字
2012年1月第2版　2012年1月第1次印刷
书　号　ISBN 978-7-5132-0549-8
*
定价　15.00元
网址　www.cptcm.com

社长热线　010 64405720
购书热线　010 64065415　010 64065413
书店网址　csln.net/qksd/

《屠金城老中医五十年临床经验集粹》

编委会名单

主　　编　金宇安

编写人员　屠莲如　刘苏中　金长泰　赵　静

金世勋　万　黎　张丽莎　朱玉中

审　　阅　屠金城

出版者的话

中国中医药出版社作为直属于国家中医药管理局的唯一国家级中医药专业出版社，自创办以来，始终定位于“弘扬中医药文化的窗口，交流中医药学术的阵地，传播中医药文化的载体，培养中医药人才的摇篮”，不断锐意进取，实现了由小到大、由弱到强、由稚嫩到成熟的跨越式发展，短短的20多年间累计出版图书3600余种，出书范围涉及全国各级各类中医药教材和教学参考书；中医药理论、临床著作，科普读物；中医药古籍点校、注释、语译；中医药译著和少数民族文本；中医药政策法规汇编、年鉴等。基本实现了“只要是中医药书我社最多，只要是中医药教材我社最全，只要是中医药书我社最有权威性”的目标，在中医药界和社会上产生了广泛的影响。2009年我社被国家新闻出版总署评为“全国百佳图书出版单位”。

为了进一步扩大我社中医药图书的传播效应，充分利用优秀中医药图书的价值，满足更多读者，尤其是一线中医药工作者的需求，我们在努力策划、出版更多更好新书的同时，从早期出版的专业学术图书中精心挑选了一批读者喜欢、篇幅适中、至今仍有很高实用价值和指导意义的品种，以“中医药畅销书选粹”系列图书的形式重新统一修订、刊印。整套图书约100种，根据内容大致分为七个专辑：“入门进阶”主要是中医入门、启蒙进阶类基础读物；“医经索微”是对中医经典的体悟、阐释；“名医传薪”记录、传承名医大家宝贵的临证经验；“针推精华”精选针灸、推拿临床经验；“特技绝活”展现传统中医丰富多样的特色疗法；“方药存真”则是中药、方剂的精编和临床应用；“临证精华”汇集临床各科精妙之法。可以说基本涵盖了中医各主要学科领域，对于广大读者学习中医、认识中医和应用中医大有裨益。

今年是“十二五计划”的开局之年，我们将牢牢抓住机遇，迎接挑战，不断创新，不辱中医药出版人的使命，出版更多、更好的中医药图书，为弘扬、传播中医药文化知识作出更大的贡献。

中国中医药出版社

2012年1月

内容提要

本书立足临床病案，较为系统地阐述了屠金城老中医的以脾胃和温热病为中心的独特的辩证思维方法和临床独到的用药组方经验。书中立论不多，病案记叙精详，旨在使读者循其治迹，掌握其要领。本书内容翔实，深入浅出，是广大中医药临床工作者的重要参考书。

情钟桑梓
嘉惠后人

陈敏章
九三年十二月

总结臨床经驗

发揚中医理論

提高医疗效果

保障人民健康

為屠金城医师临床经驗集粹題

崔月犁

一九九二年六月

序　言

著名老中医屠金城生于1923年，曾任北京市护国寺中医院名誉院长、主任医师、教授，以及北京市第七、八、九、十届人大代表。

屠老少怀远志，读书颖悟，学以勤奋，早年毕业于北京国医学院。后拜名医孔伯华为师，随其佐诊，又承蒙肖龙友、瞿文楼等著名医家指导，精通经典、晓知医理、深得奥旨，为其行医五十余载打下坚实的临床功底。由于作风严谨，医德高尚，刻意精研，视患者如亲人，疗效显著，深受医务界及广大患者的好评。屠老一贯主张中西医结合，互相学习，取长补短，融会贯通。先后担任全国中医药促进委员会常务理事、北京市医药促进委员会副主任、市高级职称评审委员以及全国民族民间医药研究委员会顾问等职。

屠老能宗先师卓见，博采各家之长，从理论到临床形成了一套独特的辨证思维方法和完整的治疗体系。临床大多采用温热湿热独特的治疗手段而自成一家。他主张治冠心病，突出扶脾为主；治肝病如肝硬化，当以解毒利湿软肝，慎用大剂量的破血祛瘀之品；治温热病，清热泻火，当以养阴保津为第一要义；治湿热病，当以清热养阴，醒脾利湿，使之利湿不伤阴，滋阴不助邪等观点，其论述与其先师温热派浑然一体。临床擅治肝胆、脾胃、温热病，辨证立法精当，用药独具匠心。在治疗疑难病症及所谓的不治之症，也颇有建树，曾治肝硬化腹水、败血症等，以及肝胆结石、高烧不退、胃及十二指肠溃疡、急慢性肝炎等，收效显著。

屠老善于总结，将自己丰富的临床经验和独特治疗思想体系及思维方法，毫不保留地传给后学。曾先后在《北京市老中医经验选编》、《中医汇编》等多种杂志上发表论文数十篇，其中有《急慢性肝炎的辨证论治》、《四时感冒》、《十二指肠溃疡病的辨证与治疗》、《再生障碍性贫血证治验》等等，并以第一作者参加《孔伯华医案》一书的编写工作。

屠老古稀之年，但仍兢兢业业，其为发扬中医学、造福后人而努力工作的精神当为我们的楷模。

胡熙明

1993 年 12 月

目　录

温热病

一、温热病新感与伏邪之辨

屠老中医认为，温热病“即时发病”和“不即时发病”，是区分新感与伏邪之病机由表入里，由里达表的关键，是临床治疗的根本。一般恶寒轻、发热重、头痛等是新感温病的初期手太阴肺经主表主皮毛的临床表现；不恶寒但恶热、口大渴、汗大出、脉洪大是伏气温病初起足阳明胃经的里热之证。后期由于湿热伤阴耗津而出现潮热、颧红盗汗、咽干口燥等。

二、温热病的治疗

谨遵叶天士创立的“在卫汗之可也，到气才可清气，入营犹可透热转气……入血就恐耗血动血，直须凉血散血”的治疗原则，在具体治疗措施上，不论新感与伏气，或新感引动伏气，首冠以汗法，祛邪自肌肤外出；以清法透热转气而外达；以下法通腑泄热，使温热不得内结；以滋法养阴生津，以免动血耗血。

（一）汗法

屠老常用薄荷、桑叶、青蒿、防风、豆豉、菊花、牛蒡子、荆芥等，以达清宣透表之用。若身热甚，加青连翘、金银花、焦栀子；咳嗽加浙贝母、杏仁泥、嫩苏梗、枯黄芩、净枳壳；口渴喜饮加生石膏、肥知母、鲜芦根、生藕节、天花粉；痰热甚加全瓜蒌、清半夏、滑石块、青竹茹、胆南星、海蛤壳、广陈皮、炙杷叶等。

（二）清法

屠老对温热入里、身热不退、溲赤、苔黄者常用青连翘、忍冬藤、淡豆豉、焦栀子、淡竹茹、淡木通；夹湿或有白痦者加生薏仁、滑石块、皮茯苓、白通草、淡竹叶、白豆蔻；邪热入营、壮热烦躁、心悸不安、舌绛、斑疹隐现者加生地、丹皮、紫草、竹叶卷心、莲子心、天竺黄、金银花、青连翘、犀角（广角粉）、元参、花粉；若出现谵语发狂、发斑吐衄等，可加菖蒲、郁金、双钩藤、生龙牡、生紫贝齿、生寒水石、生石膏、生龙齿，丸药加服牛黄清心合《局方》至宝丹等。

（三）下法

屠老对温热内结、阳明腑实、大便秘结者谈道，“伏邪为病，以出表为轻，下行为顺”，“若使之不行，即余热内逗”，用“釜底抽薪”之法。故常用苦寒直折的番泻叶、生大黄、元明粉、枳实、厚朴通腑泻实；增液润燥的生地、黑桑椹、何首乌、天麦冬、黑芝麻、火麻仁、元明粉以滋水行舟。

（四）滋法

屠老认为温热病后期，由于热灼津伤、阴液匮乏出现午后低热、颧红盗汗、咽干口渴等，故施以花粉、元参、生地、石斛、地骨皮、玉竹、麦冬、北沙参、丹皮、龟板、白芍、五味子、生甘草以酸甘化阴、清热养阴、生津止渴。

三、病案举例

1. 张某，女，37岁，干部。于1989年4月中旬来诊。主诉：身热咳呛8日，曾经发厥，神识时清时昧，痰黏色黄不易咯，痰中夹红，咽干口渴，大便色黑而干，小便短赤，舌质红，苔薄干，脉弦细数。断为风湿。遂拟清宣透表泄热和阴。方药：青蒿10g，青连翘12g，薄荷6g（后入），瓜蒌皮20g，淡竹叶9g，杏仁泥9g（后入），耳环石斛12g，天花粉15g，粉丹皮9g，生藕节30g，川贝粉6g（冲），盐知母9g，麦门冬15g。4剂。

二诊：身热势减，呛咳频作，咯痰不爽，神识不明，舌脉同前。上方减青蒿、连翘，加海浮石15g，海蛤壳12g，鲜芦茅根各30g，生梨汁、枇杷露兑服，加服至宝丹1丸。

三诊：患者神志已清，身热已退，咳嗽稍平，大便色黑、腻、量多，自感胸膈快然，又进2剂而安。

2. 李某，男，28岁，工人。于1990年5月21日来诊。主诉：发热咳嗽近1个月，现症：神志恍惚，左手足时有抽搐，喘憋汗出，咽干口燥，体瘦乏力，舌尖边红绛，脉弦细无力、尺部稍大。诊为春温，热入厥阴，内风扰动。拟滋阴清热、平肝息风、止汗定喘。方药：生石决明30g（先煎），生龙牡各30g（先煎），生龙齿15g（先煎），琥珀粉3g（冲），大生地30g，丹皮10g，杭白芍15g，天冬15g，制鳖甲9g，制龟板9g，润元参15g，麦门冬15g，川石斛15g，石菖蒲9g。3剂。

二诊：药后神志尚清，抽搐稍好，喘憋汗出仍作，上方加广郁金9g，甘桔梗9g，地骨皮15g。7剂。后就诊已如常人。

3. 倪某，男，19岁，学生。于1990年4月28日初诊。主诉：感冒两周，身热不退，胸背部出现白痦，脘痞寐少，口苦恶心，心烦易怒，不思饮食，大便黏腻不爽，舌质红，苔糙黄起刺，脉象弦滑数。断为春温夹湿。遂用清化宣达之法：焦栀子9g，淡豆豉9g，飞滑石15g，生薏仁15g，青连翘心9g，广郁金9g，石菖蒲12g，茯苓块15g，杏仁泥9g（后入），白豆蔻9g，川黄连6g，苏叶梗各9g。4剂。

二诊：白痦较前为少，但又见紫斑鼻衄，故再拟广角粉1g（冲），大青叶15g，连翘12g，紫草9g，大生地15g，鲜石斛15g，焦栀子9g，赤芍12g，白薇9g，生石膏30g，生藕节30g，生荷叶梗各9g。3剂。

三诊：斑衄略见势消，身热稍减，苔糙起刺，再以凉解。上方加肥知母9g，地骨皮15g，女贞子9g，旱莲草9g，淮牛膝9g。7剂。药后症状大减，加减进二十余剂而康。

按：屠老认为，温为热之渐，热乃温之极，温热病是一种阳热亢盛的疾病表现。其因颇多，外界天时气候的影响，地理位置的变化，诸如“非其时而有其气”，“冬不藏精”，“春必病温”以及情志因素，辛甘厚味太过等等，都是造成温热病的因素。又由于温热的性质特点而导致临床症状不同。临床治疗，温热病初期，当以辛凉解表之剂，去其在表在卫之邪，使表解热清而愈；在气以清热透邪外出为主。这是治疗温病在卫分、气分阶段的最佳治法。倘若热邪内陷，逆传心包又可出现营血症状，神昏谵语，出血发斑，及至温热病后期，出现伤阴劫液的一派阴虚内热、血热动风或热极生风的症状表现，当急用清营凉血之剂，如营血汤、犀角地黄汤之属。因此，在治疗温热病时，一定谨遵清解、攻下、清营、凉血之大法，此乃救阴保津之急务。故《温病条辨》有“温热下不厌早”之明言。

内伤发热

发热是临床中一种常见的病症反应。屠老认为，不论是高热或是低热，首先要与外感发热相鉴别。外感发热初期，皆有恶风恶寒的外在表现，即《伤寒论》所云："有一分恶寒，便有一分表证。"而内伤发热是由于以内伤为病因，或由气血津液虚亏，或由脏腑功能失调而导致的发热。

一、实证发热

1. 胃热炽盛　症见身高热，烦渴引饮，口干口渴，胃中嘈杂，口臭，腹疼拒按，大便干结，小便短赤，舌苔黄厚且干，脉象洪大而数。立法：清胃泻火。方药：生石膏、知母、连翘、瓜蒌、黄连、枳实、厚朴、莱菔子、生大黄、元明粉。胃脘有灼热感者加蒲公英、败酱草、忍冬藤；口干大渴者加玉竹、石斛、麦冬；恶心腹胀者加嫩苏梗、青竹茹、大腹皮。

2. 肺热炽盛　症见胸部憋闷时痛，身大热，呼吸迫促，咽干咳嗽，黄痰黏稠且臭，口渴心烦，舌苔黄厚腻，脉弦滑数。立法：清肺泻火。方药：炙麻黄、杏仁、生石膏、桑白皮、枯黄芩、霜桑叶、鱼腥草、苏梗、炙杷叶、枳实、郁金。咳嗽痰甚加海浮石、海蛤壳、胆南星、制白前、生牡蛎；口渴心烦较著加焦栀子、天花粉、淡豆豉、润元参。

3. 肝经郁热　症见身热心烦，心急易怒，胸胁胀闷，善喜叹息，口苦而干，或颜面红赤，妇女常兼月经不调，行经腹痛，或乳房发胀，舌苔薄黄，脉象弦数。立法：清肝泻火。方药：龙胆草、板蓝根、青连翘、枯黄芩、霜桑叶、粉丹皮、焦栀子、大当归、杭白芍。若高热不退加羚羊角粉、生石膏、生寒水石；胸胁疼痛者加川楝子、元胡索、郁金；若胃痛呕恶者加白豆蔻、砂仁、苏梗、青竹茹、没药；泛酸烧心加吴萸炒黄连、煅瓦楞、乌贼骨；乳房胀痛加夏枯草、橘叶、大瓜蒌、青皮、丝瓜络；若肝郁气滞、行经腹痛加盐橘核、香附、赤芍、益母草、王不留行；刺痛加穿山甲、元胡索、乳香、没药。

4. 瘀血发热　症见午后或夜间发热，或局部发热，口气发腥，口干咽燥而不欲饮水，或身体局部疼痛固定，或肌肤甲错，面色萎黄或黧黑，舌质淡黯尖边瘀点瘀斑，脉沉涩且滞。立法：活血化瘀。方药：大当归、生地、川芎、丹参、醋柴胡、香附、桃仁、红花、赤芍、枳壳、水红花子、凌霄花。若瘀血较显、疼痛如刺、肌肤甲错可加穿山甲、西红花、泽兰叶、三棱、莪术。

5. 湿热发热　症见胸脘腻满，恶心欲呕，不思饮食，口干不欲饮，身热不爽，常以午后发作，大便黏腻，小便短赤，舌红，苔黄腻，脉象濡或滑数。立法：清热利湿。方药：藿香梗、佩兰叶、清半夏、云苓块、滑石块、川黄连、枯黄芩、生薏仁、绵茵陈、生麦芽、青连翘、生扁豆。若恶心欲呕或食入即吐者加嫩苏叶、枳实；胸脘痞满较甚加广郁金、莱菔子、川厚朴；大便黏腻、泻下不爽加秦皮、胡黄连；小便短赤、淋涩不通加川萆薢、淡木通、六一散、萹蓄、瞿麦。

二、虚证发热

1. 阴虚发热　症见午后或夜间发热，五心烦热，颧红盗汗，心烦少寐，或骨蒸潮热，口咽干燥，大便干结，小便短赤，舌红且干或苔心碎裂，或少苔无苔，脉细数。立法：滋阴清热。方药：青蒿、制鳖甲、盐知母、制龟板、青连翘、地骨皮、大生地、银柴胡、大乌梅、生龙牡。若盗汗较多加浮小麦、煅牡蛎、五味子；阴虚较著、咽干、口燥加润元参、麦门冬、川石斛、天花粉、夜交藤；阴虚肝热上冲清窍、头晕耳鸣者加生石决明、生紫贝齿、杭白芍、杭菊花、女贞子、旱莲草；心烦少寐加炒枣仁、夜交藤、朱远志、茯神木、焦栀子。

2. 血虚发热　症见身低热，颜面苍白少华，头晕眼花，唇舌色淡，指甲发白，心悸不安，身倦乏力，舌淡，脉细弱。立法：益气养血。方药：太子参、炙黄精、炙黄芪、大当归、龙眼肉、炒枣仁、生白术、云苓块、远志肉、广木香、缩砂仁。若头晕目眩较甚加白蒺藜、枸杞子、杭白芍、杭菊花；心神不宁加珍珠母、麦门冬、五味子、女贞子。

3. 气虚发热 症见头晕乏力，气短懒言，疲乏自汗，发热常在劳累后产生或加剧，发热或高或低，纳呆食少，大便偏溏，舌质淡，苔薄白，脉象细弱无力。立法：补气除热。方药：炙黄芪、淮山药、太子参、生白术、升麻、当归、陈皮、柴胡。若自汗较多加麻黄根、浮小麦、煅牡蛎、五味子；胸脘痞闷、舌苔厚腻加茅苍术、川厚朴、云苓块、清半夏、藿香梗；汗出恶风加桂枝、白芍；若进一步发展为阳虚发热，症见形寒肢冷、面色㿠白、头晕嗜睡、腰膝酸痛、舌淡边有齿痕、苔白润、脉沉细而弱或浮大无力，当施以温阳补肾之法，药用炮附子、肉桂心、大熟地、山萸肉、淮山药、盐泽泻、巴戟天、云苓块、仙灵脾、仙茅、核桃肉等。

三、病案举例

1. 张某，男，36 岁。高热持续近两月。两月前因外出汗出，淋浴感寒而发热（39.1℃），经西药治疗两周后发热仍未尽退。嗣后住院治疗，每日午后身热波动在 38.6℃上下。经西医多种化验、检查未能作出明确诊断。遂来请屠老诊治。现症：每天下午 4 点至凌晨 3 点发热（38.7℃），首先恶寒无汗，旋即半小时后继而身热，烦躁不安，待燥热汗出后而热退，伴有头晕头痛，咽干口燥，口干不欲饮，胸部隐痛，饮食尚可，二便尚调，舌苔白厚稍干，舌质红赤，脉象细数。遂辨：阴虚发热，营卫失和。治法：养阴清热，调和营卫。方药：秦艽 9g，青蒿 10g，制鳖甲 12g，地骨皮 15g，润元参 12g，青连翘 12g，金银花 10g，粉丹皮 12g，生石膏 30g（先煎），天花粉 15g，嫩桂枝 3g，鲜芦茅根各 30g。3 剂。

二诊：药后高热仍作，下午体温可达39.1℃，胸部发热时痛，症状同前，脉象滑数。上方去桂枝，加银柴胡9g，常山9g，白薇6g。6剂。

三诊：药后前4天体温降至正常，后2天体温又达37.9℃，舌苔白厚，脉濡细数。屠老考虑此为患者阴虚又加湿浊不化，阴阳气机不调之故，当以化湿消积。上方加生槟榔6g，藿香梗9g，佩兰叶9g（后入），净蝉衣6g。6剂。

四诊：高烧已退，低热尚在，体温37.4℃，睡眠饮食均可，二便尚调，舌苔白，脉细数。上方又进6剂而发烧未作。

2. 李某，男，57岁。低热3月余。患者体胖，素喜膏粱厚味，嗜酒肥甘。现症：胸脘痞闷，时伴恶心欲呕，痰涎壅盛，口苦口干、不欲饮水，疲乏嗜睡，大便黏腻不爽，小便短赤，舌质红，苔黄厚腻，脉象濡数。屠老认为“胖人多痰多水多气虚”。鉴于此，乃属湿热内蕴，身热不扬之证。当拟清热利湿，芳香开窍。方药：藿香梗9g，佩兰叶9g（后入），白豆蔻9g，绵茵陈30g，清半夏12g，云苓块15g，广陈皮10g，生薏仁12g，川黄连6g，枯黄芩12g，川厚朴12g，青连翘12g，广郁金9g。4剂。

二诊：药后自感胸膈快然，较有精神，余症仍在，舌脉同前。上方再进6剂。

三诊：恶心欲呕好转，痰涎减少，大便稍成形，小便短赤，舌苔渐退，脉象濡数。上方再进二十余剂，低热已除。

3. 彭某，男，20岁。高热持续一月余，体温高达41℃，西医诊为高热待查。经西药各种抗生素、退热药治疗未见效果。现症：每日午后高热，次晨则稍降。面色不红，精神尚可，饮食如常，睡眠尚可，唯右季胁部偏下疼痛不移。口不渴，时心烦，大便尚调，小便尚利，舌质淡黯，少苔，脉象弦涩。屠老认为，此患者既无表证，又无里证，而是瘀血内结，非活血化瘀之法而不能愈疾。故采取活血化瘀，方取血府逐瘀汤加减。方药：川芎3g，炒枳壳9g，柴胡6g，制没药6g，赤芍12g，桃仁10g，西红花3g（另兑），当归尾9g，川牛膝9g，大生地12g，桔梗9g，川楝子9g，元胡索9g。7剂。

二诊：药后发热有下降趋势，但右胁下疼不能缓解且胀硬。上方加夏枯草30g，生牡蛎30g（先煎），制鳖甲12g，血竭3g。7剂。另服小金丹早晚各1丸。

三诊：药后高热大减，疼痛消失，小便自利，大便泻下色黑如漆且发腥，舌淡黯好转，脉细。屠老认为，药已中病，瘀血已退，正气有伤，当在活血化瘀的方中加入养血益气以扶正。故施以太子参9g，全当归12g，赤白芍各12g，大熟地9g，元胡索9g，紫丹参12g，赤小豆30g。服14剂而安。

4. 王某，男，32岁。高热近两周。两周前曾因暴怒生气后，自感胃脘时痛且胀，不思饮食，口苦口干，胸胁胀闷，心急易怒，于晚间8时许出现高热烦渴，咽痛，颈部淋巴结肿痛，大便不调或干或黏腻不爽，舌质红，苔黄厚腻，脉象沉弦滑数。屠老认为，暴怒伤肝，肝郁化火，行克于胃，胃火炽盛，湿遏热伏所致。当拟以舒肝解郁，清肝泻胃，导滞利湿。方药：醋柴胡9g，合欢皮12g，赤白芍各12g，粉丹皮12g，焦栀子10g，广郁金9g，生石膏30g（先煎），生寒水石15g（先煎），枳实12g，川厚朴12g，藿香梗9g，佩兰叶12g（后入），大瓜蒌30g，炙鸡内金9g，元明粉9g，生大黄9g。3剂。并嘱患者大便泻下停服。

二诊：药后大便量多黄黏，兼有绿褐色脓液，日行4～5次，腹痛肠鸣时作。但高热两日未作，饮食渐开，胸脘胀闷减轻，心情好转，咽痛及颈部淋巴结肿痛均减轻，舌苔渐退，脉滑数。屠老认为，肝胃郁热大减，腑气畅通，但苦寒伤胃，当固护胃气。上方减大黄、元明粉、生寒水石，加生白术9g，炒扁豆12g，炒薏仁15g。7剂。

三诊：诸症已蠲，体力恢复，高热未现，后施参苓白术丸1/3袋，越鞠保和丸1/3袋，日服2次，以资巩固。

按：屠老认为，对于内伤发热，病因病机比较复杂，有外因内因的不同，故临床表现也不尽相同。所以在临证中，首先要反复详细地审证求因，抓住其发热的主要矛盾，万不可断然妄用大苦大寒、清热泻火之品，以免苦寒折直，胃气大伤。另外，也不要一见低热，就机械地诊为阴虚内热，施以大剂量的滋阴清热之品。殊不知其导致低热的原因还有血瘀、湿热、阳虚、气虚等。所以当谨遵古人之训："扶其所主，先其所因。"

外　感

一、病因病机

屠老认为，外感病即感受六淫（风、寒、暑、湿、燥、火等）而引发的一种疾病。人体与自然界有着某种通性（整体观念、全息思想等），其健康状况与时令、气象、时空等的变化有着千丝万缕的联系，如春温、夏热、秋燥、冬寒，人体如能适应则无疾，反之则病。当六淫太过，超其常度，人体正虚，外邪侵入则生病。然也有“非其时而有其气”，此乃外界大自然气候的变异；“冬不藏精”，“春必病温”，此乃内在人体精虚正亏所致。

外感病首当区分伤寒与温病，正如《素问·热论篇》所说：“今夫热病者，皆伤寒之类也。”《难经·第五十八难》曰：“伤寒有五，有中风，有伤寒，有湿温，有热病，有温病。”所以在治疗外感病时，首先要明晰伤寒、伤风、温病。伤寒，外感寒邪重者为伤寒，初起症见恶寒重，头痛项强，舌苔薄白，脉浮紧；伤风，外感风邪，恶风发热，汗多脉浮缓；温病，素有内热，或恶风或但恶热不恶风，口渴咽干或痛，身热有汗或无汗，舌红，苔薄黄，脉浮数。温病中后期，热灼阴津，身热烦躁，斑疹隐现，甚或神昏谵语，鼻衄齿衄等，舌质紫绛，少苔，脉象细数。

二、辨证治疗

屠老认为，过去地广人稀，天寒地冻，人患伤寒多。现今随着年移代革，地理位置的变化，季节气候的影响而患温热病多。故外感纯寒者少，内热外感者多，所以治疗就不能拘泥一格。若感于外邪，要视其寒热多寡，但寒无热，头身疼楚，无汗，脉浮紧者，伤寒之类也，当与麻黄汤加葱豉汤合裁；恶寒身热，无汗或少汗，头痛咽痛，舌红，脉浮略紧，当施以荆防败毒饮；恶风发热，头痛鼻塞，汗多，脉浮缓，桂枝汤以调合营卫；恶风身热不退，口渴喜饮，无汗或少汗，咽干，舌红，脉浮数，银翘散主之；但恶热不恶寒，咳嗽，咽痛，主以桑菊饮；若寒热往来，口苦咽干，心烦喜呕，默默不欲饮食或定时发寒热，属于邪入少阳，法当和解少阳，以小柴胡汤主之；但恶热，身大汗，口大渴，脉洪大，此乃热在阳明，当辛凉透热外达，白虎汤主之；虚人外感，首辨阴阳，阴虚则用加减葳蕤汤，阳虚则以人参败毒散；暑湿外感，寒热发作，四肢疼困，胸闷欲呕，苔腻，脉缓，藿香正气丸或藿朴夏苓汤与六一散合方；秋燥外感，恶寒燥热，咽干口燥，鼻干衄血，干咳少痰，凉燥杏苏散加减，温燥桑杏汤化裁；春温主以辛凉透表，甘寒养阴为治。

三、病案举例

1. 付某，男，40岁。正值夏令，因贪凉取冷，久坐电扇旁，久卧门窗风口之处，入夜头痛，身感恶寒，发热无汗，口渴不欲饮，心烦不寐，胸闷不饥，舌赤，苔腻，脉浮数。此乃暑邪内伏，风寒外束。治宜宣解风寒，清热解暑。方药：藿香9g，香薷6g，佩兰9g（后入），厚朴9g，清半夏12g，竹茹10g，银花9g，云苓12g，连翘12g，豆豉9g，生扁豆12g，滑石块15g，白豆蔻9g。3剂。

二诊：药后恶寒发热已蠲。唯口干喜饮，舌红，苔腻，脉濡数。治以清暑化湿，上药去香薷、豆豉、银花，加元参12g，天花粉12g，麦冬15g。4剂。

三诊：口干口渴好转，时有腹胀，舌脉同前，上方加厚朴9g，腹皮9g，建曲12g。进7剂而安。

2. 施某，女，42岁。恶寒发热，头身痛楚，气短倦怠，鼻塞不利，咳痰不爽，无汗，脉浮，苔白，舌淡。辨其素体气虚，感受风寒，治以扶正祛邪兼顾。方药：太子参15g，豆豉

9g，紫苏9g，杏仁9g，桔梗9g，化橘红9g，炙杷叶9g，前胡9g，枳壳10g，荆芥6g，辛夷9g，生甘草6g。3剂。

二诊：药后身微汗出，寒热略退，头晕神疲，咳痰不爽，苔白，脉浮滑。再拟温肺化痰，扶正祛邪。方药：黄芪12g，太子参15g，橘红9g，桔梗9g，款冬花9g，紫苏9g，半夏12g，杏仁9g，紫菀9g，当归9g，瓜蒌30g，云苓12g。4剂。

三诊：周身汗出，寒热已解，咳嗽略减，痰量减少，神疲纳少，舌淡，苔薄，脉缓。上方加谷芽15g，广陈皮9g。再服11剂而康。

3. 吴某，女，32岁。时当秋令，头痛身热，咳嗽痰少而黏稠，鼻咽干燥，咽喉且痛，口渴喜饮，舌红，苔薄黄干，脉细数。此系秋燥伤肺，肺失清肃。治以辛凉宣肺解表、甘寒凉润之法。方药：北沙参15g，生藕节15g，南薄荷6g（后入），霜桑叶9g，杏仁泥9g，麦冬12g，桔梗9g，浙贝母9g，炙杷叶9g，瓜蒌仁15g，鲜芦茅根各15g，生鸭梨1个（切片）。水煎服，4剂。

二诊：药后身热已退，干咳亦减，口干咽燥未除，舌脉同前，宗上方加减。方药：桑叶12g，川贝母9g，肥知母9g，杏仁9g，北沙参15g，麦冬15g，元参15g，玉竹10g，胆南星6g，鲜芦茅根各30g，桔梗9g，天花粉9g，生甘草6g。7剂。

三诊：诸症大减，舌脉同前，继服3剂，以资巩固。

4. 邵某，女，36岁。恶寒高热，两颧发赤，身热口渴，有时神昏谵语，胸闷烦乱不安，周身皮肤可见红色隐疹，大便秘结，小便短赤，舌赤，苔黄，脉浮数且弦。系热毒炽盛，熏蒸肺胃，侵入营分。治宜清宣透热，育阴增液为法。方药：淡竹叶12g，知母9g，元参20g，麦冬15g，鲜何首乌30g，生石膏30g（先煎），银花12g，连翘12g，杏仁10g，赤芍10g，紫草9g，浮萍9g，生甘草6g。2剂。

二诊：药后，疹出邪透，汗出热退。唯神疲倦卧，头晕心慌，口渴思饮，舌光赤，脉细数。乃属气阴两虚，治以清热泻火，生津益阴。方药：鲜芦根30g，生藕节30g，生地30g，知母12g，生石膏30g（先煎），元参24g，麦冬24g，丹皮12g，远志9g，淡竹叶9g，北沙参30g，肥玉竹12g，白蒺藜9g。4剂。

三诊：药后精神转佳，红疹渐消，口干仍作，舌光赤无津，脉细数。热邪已祛，阴津未复。上药去石膏、竹叶，加耳环石斛12g，天花粉30g。7剂而善其后。

5. 姜某，男，56岁。高热不退2周。午后热甚，微感恶风，头痛懒言，神疲乏力，口渴纳呆，咳嗽少痰，小便短赤，舌红，少苔，脉象洪数。证属气阴不足，热炽阳明。治宜益气养阴，清热外透。方药：元参15g，生石膏30g（先煎），北沙参30g，麦冬15g，知母9g，竹叶12g，桔梗9g，通草6g，生寒水石15g（先煎），西洋参9g（另兑）。2剂。

二诊：头身清爽，热退，纳食转佳，舌红，少苔，脉细数。上方去通草，加丹皮10g，石斛15g。3剂。

三诊：诸症悉减，再进7剂已如常人。

6. 李某，男，6岁。高热5日，缠绵不已，近2日来神志欠清，入夜神昏谵语，胸腹灼热，肢末反凉，间或手足抽搐，舌绛，无苔，脉浮数。证属邪热内陷，心肝受扰，病情危笃。急以清心开窍，凉肝息风为治。方药：钩藤12g，羚羊角粉0.6g，元参30g，麦冬15g，连翘12g，菊花9g，丹皮9g，竹叶9g，白芍12g，生石膏30g（先煎），生地12g，生甘草6g。2剂。另冲服紫雪丹1g，每日3次。

二诊：药后身热略退，神志尚清，舌脉同前。上方再进2剂。

三诊：精神转佳，热邪渐退，稍能进食，苔薄黄，脉弦细。邪热势微，胃阴未复。再以养阴清胃善后。方药：太子参9g，南北沙参各10g，麦冬15g，生石膏15g（先煎），知母

9g，生地24g，五味子6g，广陈皮9g，竹茹12g，生甘草6g，生谷麦芽各9g，白豆蔻6g，莲子心6g，莲子肉12g。7剂病去如初。

按：屠老认为，外感病即指自外感邪，包括“风寒暑湿燥火”因素的影响，而出现“有一分恶寒，便有一分表证”的外感病。由于外感病有季节气候变化不同，感邪轻重各异，寒热性质有别，所现症状亦异。外感病首辨寒热之多寡，寒热是否同时出现。恶寒发热同时出现是表证在太阳经；但恶热不恶寒，热在阳明；寒热往来，交替而作，此乃非在表，又不在里，而在少阳经。只举三阳经之证，所现症状不同，性质差异，若治疗均施以辛凉辛温之法，而不能奏效。就要根据具体症情，辨证施治。比如寒热往来一证，似疟非疟，病在少阳，当以和解为治。因此病在半表半里，如户枢之处，正如《伤寒论》所言：“少阳证，但见一证便是，不必悉具。”少阳证有七：口苦、咽干、目眩、寒热往来、胸胁苦满、默默不欲饮食、心烦喜呕，所以少阳证就不得用桑菊饮、银翘散、麻黄汤、桂枝汤之属，当用和解之剂——小柴胡汤。另外，屠老认为：外感病当须区分伤寒与温病之不同，伤寒以寒为主，温病以热为主，所以治疗方法迥然不同。但不管伤寒与温病，初期治疗主以驱邪外出是一致的，为了尽快解除在表之邪，初期慎用或不用攻下之剂，以免引邪内陷，造成闭门留寇，这也是治疗外感疾病的要旨，倘若外邪去其七八，或尽荡，应谨遵“伤寒下不厌迟，温病下不厌早”之旨，尤其谨防温病后期化热伤阴。

咳喘

一、病因病机

屠老认为，咳喘是呼吸系统的常见症状。中医学谓肺主气，司呼吸，肾纳气，二者相辅，共同完成吐故纳新之职。然不论外感内伤，都会影响五脏六腑气机紊乱而出现咳喘。故《内经》又有“五脏六腑皆令人咳，非独肺也”之说。咳乃影响气道，肺失宣发肃降之令，肺气上逆则作咳；喘乃气机升降吐纳失常，胸闷膨满，气息迫促，甚则张口抬肩则作喘。一般喘多兼咳，而咳不一定兼喘。咳喘因素颇多，可因寒、因热、因湿、因痰、因风，但以痰作祟者居多。痰乃肺之浊物，其因脾失健运，水谷之精微不得气化，聚湿酿痰。肾之浊水不行，水泛侮土，土虚湿盛，久而为痰。痰随气升，上储于肺，气因痰阻，痰气相搏，咳喘乃生。故古人又有“脾为生痰之源，肺为储痰之器”的说法。由此可见咳喘与肺、脾、肾三脏关系最为密切。

二、治疗大法举要

1. 解表宣肺法　若系外感风寒者，治以辛温解表宣肺定喘，常用麻黄、杏仁、荆芥、苏叶、桔梗；外感风热者，治以辛凉解表，宣肺止喘，常用桑叶、菊花、银花、薄荷、连翘、生石膏。喘重者配苏子、白果。

2. 清热肃降法　外感之邪入里化热，肺失清肃。症见口干口渴、痰黄黏稠，常用知母、黄芩、桑白皮、生石膏、浙贝母、地骨皮、鱼腥草、制白前、青竹茹。毒热内盛者加蒲公英、草河车、败酱草、白花蛇舌草等。

3. 养阴益肺法　肺热蕴久，阴液被伤，阴虚邪火炽盛，当益阴清热。常用元参、麦冬、沙参、生地、天花粉、鲜藕节、鲜芦根、川石斛、知母、川贝母等。

4. 化痰止嗽法 若燥（热）痰，多由肺胃蕴热或因风寒束表入里化热，或由他脏之火热灼伤肺，阴液不足，敛液成痰，色黄黏稠，咳嗽难出，宜用清热化痰药：黛蛤散、海浮石、桑白皮、大瓜蒌、青竹茹、炙杷叶、川贝母、知母；若寒（湿）痰，多以禀赋体虚，阳气式微，脾运失健，水湿停聚，久酿成痰，当取燥湿化痰药：半夏、化橘红、茯苓、紫菀、白芥子等。

5. 清热利咽法 咽喉乃肺之关口，气道之门户，六淫之邪可自皮毛或口鼻通过咽喉吸入于肺，故使肺气失于宣降之职而现咳嗽、咽喉红肿作痛、咽痒发干，常用药物：马勃、锦灯笼、板蓝根、青果、桔梗、射干、草河车、净蝉衣、牛蒡子等。

6. 降气敛肺法 若正虚肺气不敛，肾虚气不摄纳者，久喘不安、动则喘甚者用制白果、五味子、太子参、炙黄精、苏子、诃子肉、蛤蚧；肾阴不足用加细生地、粉丹皮、淮山药、金樱子、旱莲草、生阿胶；肾阳不足宜锁阳、胡桃肉、巴戟天、肉桂心、炮附子、淫羊藿、鹿角胶等。

二、临床表里论

（一）外感（表证）

1. 风寒袭肺 秋冬季节，风寒之邪侵袭于肺，致使肺气失宣，症见咳嗽频作，畏寒身痛，四肢酸楚，鼻流清涕，咯吐稀白痰，舌苔薄白，脉象浮紧。治宜疏风解表，宣肺化痰。经验用药如下：荆芥6g，苏叶6g，薄荷6g（后入），杏仁10g，前胡10g，桔梗6g，麻黄3g，生甘草6g。鼻塞不利者加白芷6g，辛夷6g；痰多稀白加清半夏12g，化橘红9g；兼有食滞不化者加焦三仙30g，炒莱菔子9g。

2. 温毒蕴肺、肺失清肃 风寒束表，郁而化热，或原有伏热兼感外邪以致肺气闭塞、肺热内盛、蕴热成毒。症见咳嗽，发热口渴，咳痰黄稠，咽痛红肿，口干喜饮，溲黄便结，舌红，苔黄，脉象浮数。治宜清热化痰、利咽宣肺。经验用药：连翘12g，银花12g，麻黄3g，生石膏30g（先煎），杏仁9g，制前胡10g，桑叶12g，大瓜蒌30g，润元参15g，鲜芦茅根各15g，马勃6g，粉丹皮9g，枳实9g，大生地12g。咳痰腥臭者加鱼腥草30g，枯黄芩9g，桃仁、红花各9g；咽喉痛甚加射干9g，锦灯笼9g，板蓝根15g，蝉衣6g；口干口渴加沙参12g，天花粉15g，麦冬15g；痰多黄稠不易咯者加海浮石15g，黛蛤散15g（包），胆南星6g，天竺黄9g。

（二）里证（内伤）

1. 脾虚　脾虚失健、水湿痰盛，症见身重乏力，胸闷呕恶，食少纳呆，喘咳痰多色白，大便溏泄，胃腹胀满，口淡不渴，舌苔白腻，体胖大或边有齿痕，脉象濡或滑，法宜健脾燥湿、宣肺化痰。方药：太子参12g，茯苓块15g，焦白术12g，姜半夏12g，苦桔梗9g，炙麻黄3g，化橘红10g，生藕节12g，砂仁6g（后入），枳实9g，制白果9g，制紫菀9g，杏仁泥9g（后入）。胸憋较著加广郁金9g，广陈皮6g；大便溏泄甚者加苍术9g，诃子肉15g，芡实米9g。

2. 肺虚　临床以肺阴虚者为多见，其症干咳无痰，口渴，咽干，咽痒，夜间加重，或痰中带血，舌红，少苔，脉沉细数。治宜滋阴润肺、清热宣肺。方药：北沙参15g，麦门冬12g，天花粉15g，川石斛15g，润元参15g，炙麻黄6g，川贝粉6g（冲），大生地15g，杏仁泥10g（后入），苦桔梗9g，盐知母12g，枳实9g，生藕节30g；若肺气虚者加野百合15g，生阿胶9g（烊化），甚则加炙黄精9g，太子参15g；午后低热盗汗者加地骨皮15g，青蒿9g，熟地9g，鳖甲9g，龟板9g；动则汗出加生龙牡各30g（先煎），浮小麦30g；痰中带血加白茅根30g，仙鹤草15g，荷叶炭15g。

3. 肾虚　下元虚衰、肾不纳气，症见胸憋喘促，张口抬肩，气短乏力，汗出肢冷，以吸为快，动则喘甚，舌淡，少苔，脉沉细弱。治宜补益下元、固肾纳气。方药：生藕节20g，盐泽泻12g，生熟地各15g，粉丹皮10g，淮山药15g，山萸肉12g，茯苓块12g，诃子肉12g，五味子10g，制白果12g，蛤蚧1对，冬虫夏草6g；腰痛甚者加桑寄生30g，川续断30g，川楝子9g；下肢无力加杜仲炭15g，川怀牛膝各12g。

三、病案举例

1. 李某，女，38岁。主诉：咳嗽吐痰五月余。咳嗽频作，痰多且黏色灰暗，咽喉作痒，五心烦热，口干思饮，睡眠欠佳，不思饮食，经量正常，二便如常，苔薄白，脉弦滑。遂辨：阴虚肺热，风寒束肺，肺失宣降。法拟养阴清热、活血化痰、宣通肺络。方药：杏仁9g，桑叶9g，生石膏24g（先煎），麻黄1.5g，麦冬12g，鲜芦茅根各20g，生地12g，桔梗9g，竹茹10g，大瓜蒌15g，白花蛇舌草15g，润元参12g。7剂。

二诊：药后咳嗽减半，痰量减少，食纳尚佳，手足心热，二便尚调，苔薄白，脉沉弦。上方加藿香梗9g，炒栀子9g。继服7剂，咳嗽乃止。

2. 王某，男，7岁。发烧、咳嗽1周。体温波动在38℃~41℃之间。检查：患儿神疲少力，目赤稍肿，两侧扁桃腺微红肿。听诊：左肺下野及肩胛下区可闻及干性啰音，偶有细小湿啰音。X线胸透：两侧肺部纹理紊乱，而下部尤甚，并散布有小片状阴影。查血：白细胞3100/mm^3，嗜中性粒细胞46%，淋巴细胞54%，舌红，苔薄白，脉稍有滑数。西医诊断：急性支气管周围炎。辨证：内热外感、肺气失宣。立法：清热宣肺。方药：霜桑叶10g，生石膏24g（先煎），杏仁9g，麻黄1.5g，瓜蒌15g，银花12g，元参12g，生地12g，丹皮9g，青连翘9g，生甘草6g，紫苏6g。3剂。

二诊：药后高热已退，体温36.4℃，咳嗽减轻，食欲好转，精神转佳，唯大便干燥、两日未解，苔黄燥，脉沉滑。上方加熟军6g，鸡内金9g，元明粉2g（冲）。2剂。

三诊：大便已行，诸症皆除。胸透：心肺膈未见异常。血象：白细胞5700/mm^3，嗜中性粒细胞48%，淋巴细胞25%，上方减熟军、元明粉。继服3剂而安。

3. 罗某，男，21岁。喘咳15年。每逢春季发作，每月发作1~2次，每次持续1~2周。至冬季感寒即喘，夜间喘促不能平卧，甚则白日也不间断。曾用激素、氨茶碱、脱敏等疗法以及中药治疗，只能缓解当时。现症喘促咳嗽，胸憋气短，心悸自汗，不得平卧，咳吐大量白色黏痰，口干纳呆，便秘溲赤，舌质淡红，苔薄白，脉象沉细。西医诊断：支气管哮喘，肺气肿。辨证：气阴两伤，邪热闭肺，失于清肃。治法：益气养阴、清热化痰、宣肺定喘。方药：麻黄3g，杏仁泥10g（后入），生石膏24g（先煎），大瓜蒌15g，苏梗子各9g，川贝粉6g（冲），北沙参12g，生藕节24g，苦梗9g，盐知母9g，制白前12g，清半夏12g，润元参12g。4剂。

二诊：药后哮喘渐平，唯痰仍多。上方加天竺黄9g，旋覆花9g（包煎）。4剂。

三诊：药后哮喘渐减，时有胸憋如刺，痰色黄红且稠，时有血丝，五心烦热，咽痒口干，颧红盗汗。余热未清，热入营血。宜透热转气、清营凉血。方药：鲜芦茅根各30g，青蒿9g，青连翘12g，金银花12g，润元参12g，焦栀子9g，粉丹皮10g，地骨皮15g，胆南星6g，大生地15g，野百合15g，桃红各9g，莲子心6g，生薏仁15g，大瓜蒌30g，生石膏30g（先煎）。3剂。

四诊：药后胸憋稍减，颧红盗汗，五心烦热减轻，唯痰中带血丝不除。上方减青蒿、地骨皮、金银花，加白花蛇舌草15g，仙鹤草15g，大小蓟炭各15g，棕榈炭15g。4剂。

五诊：药后痰中带血好转，4天中只有1次痰中带粉红，余症皆轻，上方再进3剂而康。

按：屠老认为，根据临床观察，大致可分为3个年龄组。少儿组13岁以下，大多表现实证，如食火、外感等；中年组50岁以下，大多表现虚中夹实，如阴虚温热，阴虚痰热等；老年组50岁以上，大多表现阴损及阳的阳虚水泛等。所以依据不同年龄组的发病特点，用药法度也各异。但最终都应使肺气清肃下行为顺，肺气充盛为本。因“肺为娇嫩之脏”，许多因素（外感风寒、暑、湿、燥、火之邪，内因喜、怒、忧、思、悲、恐、惊七情之累）皆可侵犯于肺之清旷之区而发病。在咳喘一证中，由外感六淫之邪而发病者十居六七，其他因素可占十分三四。在治疗时，不论外感与内伤，首先要本着以祛邪为主。感以外来之邪，当用辛温或辛凉解表宣肺之法，驱邪外出；自内而生痰、热、湿邪，当用宣肺化痰，清热肃肺，化饮利湿之法，以荡其邪。总之在正气尚能支的情况下，千万不可过早补虚，以免误补致壅，邪气留恋，闭门留寇。

心悸

屠老认为，心悸在临床中多以虚证为多。五脏六腑本身的功能失调，或气血阴阳不足；或气滞血瘀、痰浊、水饮、郁热等都可导致。正如宋代《重订严氏济生方》云：“夫怔忡者，心血不足也。”《丹溪心法》曰：“悸者，怔忡之谓。”《景岳全书·杂证谟》曰：“怔忡之病，心胸筑筑振动、惶惶惕惕、无时得宁者，是也。”《内经》曰：“胃之大络，名曰虚里，出于左乳下，其动应衣，宗气泄也。”今提及心悸，与怔忡、惊惕，名异而症同，实则一也。

一、病因病机

病因主要是禀赋不足，年老体弱，情志抑郁，思虑过度，劳累耗神，嗜食肥腻，高粱厚味或外受惊恐而成。病机多以气血虚亏，气血逆机，水气凌心，火扰心神，心失所养，心肾不交而致。

二、证候分型

若见胸憋气喘，咳嗽痰多，恶心呕吐，口黏或口淡不渴，苔白或黄腻，脉象滑数或濡数，当属痰饮证；面色苍白，眠差梦多，神疲健忘，或妇女月经量少，舌淡，脉细，当属血虚证；面色㿠白，畏寒肢冷，背寒如掌大，舌淡，脉弱，当属阳虚证；面色淡黄或㿠白，神疲倦怠，气短乏力，食少便溏，动则心慌汗出，舌淡、边有齿痕，脉缓弱少力，当属气虚证；面色发红，午后潮热，五心烦热，眠差梦多，咽干口燥，腰膝酸软，舌赤，少苔，脉细数，当属阴虚证；面红目赤，呼吸气粗，口苦烦躁，便干溲赤，舌红，脉弦洪，当属实热证；面色青黯，心胸隐痛或剧烈绞痛、痛处不移，持续时间较长，舌有瘀点或瘀斑，或舌质黯紫，脉象沉滞而涩，当属血瘀证。

三、辨证施治

血虚证：养血安神，服以归脾汤、天王补心汤、四物汤加味；气虚证：补气养心，施以养心汤、补中益气汤、独参汤；阴虚证：育阴定神，治以一贯煎、麦味地黄汤、酸枣仁汤；阳虚证：温阳宁心，可与苓桂术甘汤、金匮肾气丸；气血两虚证：补气养血、安神定志，给予八珍丸、当归补血汤；阴阳两虚证：补阳济阴、交通心肾，与服炙甘草汤、生脉饮；痰饮证：温阳利水、养心安神，拟以苓桂术甘汤、真武汤；实热证：清热泻火、定心除烦，方用导赤丹、龙胆泻肝汤；湿热证：利湿清热、安神定志，宜以温阳汤、甘露消毒丹、小陷胸汤；血瘀证：理气活血、化瘀宁心，用以桃红四物汤、丹七片加味。屠老认为，临证时，还须根据患者具体病情，灵活加减，或交替使用，或数方合裁，不可拘泥于一格。

四、病案举例

1. 焦某，男，63岁。心慌头晕，胸闷胀痛，神疲乏力，失眠健忘，大便秘结，舌赤，苔黄腻，脉象弦滑。系痰热壅滞、血瘀脉络。治用清热化痰、祛痰通络。方药：瓜蒌仁30g，枯黄芩9g，半夏12g，胆南星6g，川郁金9g，天竺黄9g，杏仁泥9g（后入），制紫菀9g，枳实12g，青竹茹12g，生石决明30g（先煎），珍珠母15g，紫丹参15g。4剂。

二诊：药后头晕减轻，咳痰略畅，心胸憋痛，两胁作胀。治宗上法。上药去紫菀、杏仁，加川楝子9g，桃仁、红花各9g，淡木通6g。3剂。

三诊：咳痰大减，胁胀好转，心胸憋痛不减，上方加真降香9g，元胡索9g。4剂。

四诊：心胸憋痛大减，诸症进步，舌淡红，苔薄黄，脉象滑数弦。上方再进14剂而愈。

2. 曹某，男，58 岁。心悸头昏，神疲气短，倦怠乏力，口淡纳少，时欲作呕，舌赤，苔黄，脉象细数。证属气阴两虚、虚火扰心。拟以益气养阴、清热宁神。方药：太子参 15g，北沙参 15g，麦冬 12g，五味子 9g，朱远志 9g，朱茯神 12g，盐知母 9g，杭白芍 15g，炒枣仁 12g，莲子心 6g，白豆蔻 9g，粉丹皮 9g，大生地 15g。4 剂。

二诊：药后心慌头晕减轻，纳食有加，神疲乏力好转，舌脉同前，继服 7 剂。

三诊：药后诸症大减，唯睡眠早醒，舌质淡红、尖红，苔薄黄，脉细稍数。证属阴不济阳、神不守舍。上方加生龙牡各 30g（先煎），淡竹叶 6g，夜交藤 30g，灵磁石 9g（先煎）。再进十余剂而安。

3. 张某，女，36 岁。心悸头晕，气短神疲，嗜睡无力，乏味食少，四肢微肿，面色萎黄，大便稀溏，水便短少，舌质淡，苔薄白，脉细弱。此系心脾两虚、气血不足。治用补脾益气、养血安神。方药：太子参 12g，龙眼肉 12g，炙黄精 9g，大当归 12g，生白术 12g，茯苓块 12g，柏子仁 9g，炒枣仁 12g，淮山药 12g，阳春砂 6g（后入），盐泽泻 9g，车前子 30g。7 剂。

二诊：药后心慌渐减，精神转佳，浮肿亦轻，饮食渐增，大便尚调，舌苔根厚，脉细数。宗上法加川萆薢 12g。7 剂。

三诊：小便渐畅，头时晕，心时慌，眠不实，口微苦，易急躁，舌尖红，苔薄黄，脉细数不静。证属气血不足、内热复起。治宜益气养血，清热安神。方药：太子参 12g，珍珠母 15g，朱寸冬 15g，朱茯苓 15g，粉丹皮 9g，焦栀子 9g，白蒺藜 9g，莲子心 9g，炒枣仁 12g，夜交藤 15g，大当归 12g，大生地 30g，淡木通 6g。前后又服 17 剂，基本恢复正常。

4. 许某，男，24 岁。头晕惊悸，精神恍惚，耳鸣耳聋，上肢微颤，舌红，少苔、微干，脉沉细数。辨证：阴虚血热、扰及神明。治法：清热育阴，镇肝宁心。方药：生铁落30g（先煎），朱茯神12g，元参12g，莲子心6g，杭白芍15g，女贞子9g，青竹茹12g，生龙齿15g（先煎），紫丹参12g，细生地12g，天竺黄9g，炒枣仁9g。7剂。

二诊：药后心慌头晕症已减，耳鸣稍轻，胸闷呕吐好转，唯睡眠不实，时有恐惧感。上方加霜桑叶12g，粉丹皮10g，炒枣仁12g。3剂。

三诊：诸症悉减，唯时感胃胀便溏，舌质红，苔薄，脉沉细稍数。上方减生铁落加珍珠母15g，于白术12g，吴萸炒黄连6g。又服14剂病除。

5. 邵某，女，36岁。心慌头晕头痛，失眠健忘，耳鸣如蝉，时感耳窍堵闷二月余。近来加重，又伴胸闷呕恶，口苦纳呆，苔白而腻，脉象弦滑。辨证：浊痰上扰，清阳不升。立法：舒郁理气，降痰升清。方药：清半夏12g，茯苓15g，胆南星6g，广陈皮9g，广郁金9g，青竹茹9g，石菖蒲12g，枳实10g，净蝉衣6g，大瓜蒌30g，甜葶苈9g，生甘草6g。4剂。

二诊：药后心慌头晕痛已减，耳鸣堵闷稍轻，胸闷呕恶好转，唯睡眠不实，时有恐惧感。上方加霜桑叶12g，粉丹皮10g，炒枣仁12g。3剂。

三诊：症状大减，上方继服14剂，随访未见复发，后以二陈丸6g，麦味地黄丸1丸，日服2次以巩固疗效。

按：屠老认为，临床对于心悸一证，治疗方法颇多。因心悸可以一种症状单独出现，也可以和其他症状同时出现。心悸可以引发失眠头晕等，他症也可以引起心悸，故提示我们在临床辨证时，要抓住主要矛盾，辨明是虚是实，是寒是热，是阴是阳。千万不可一见心悸，即徒然大量镇心安神，清热止悸。应首先四诊相参，比如例一，因痰热内蕴，久而及血，心脉瘀滞，所以采用清热涤痰，少加活血通脉之品，使痰去窍开，热去神安，瘀去脉通，心神得养，心悸乃止。又如例四属平素阴虚肝旺，心肾不交。阴者水也，水少势必火旺，水不济火，虚火上炎，扰动心神，神不守舍而然。主要矛盾在阴虚火旺，故采用治本之法，以育阴为主的杭白芍、女贞子、细生地、元参；以治标之法，重治肝旺的生铁落、生龙齿；辅以清热安神的天竺黄、莲子心、青竹茹；养心安神的朱茯神、紫丹参、炒枣仁。治疗时，要观察具体病情，用大量诸如生铁落、生龙齿其性大寒重镇之品，恐伤脾胃，一旦中病即止，或酌加少许调护中焦之药如野于术、吴萸炒黄连等。例五属于浊痰上扰，清阳不升。因心居膈上，与肺相连，乃清旷之区。心主血脉，肺主宗气，若浊邪上干，心窍被蒙，清阳之气不得升达，心脑失荣而现此症。当此之时，首以降痰升清为治，待浊痰尽祛、清气得升，自然心脑得养，而心悸自止。

水饮

屠金城教授临床经验颇丰，尤以擅治水饮病而闻名。他认为“百病多因湿作祟”。湿病致生可因两方面：一者自外而感，湿邪浸渍人之肌表、皮肉、经络、筋脉，轻则流注关节，重则深入脏腑；二者湿自内生，多由情志不调，寒热不时，饮食不节，劳逸失度，损伤脾胃，而致中运失健，水湿内蕴。在治疗时当重点运脾醒神，宣肺肃降，温肾利水。

一、湿热型

1. 肺蕴湿热　主症胸憋咳痰量多且伴黏稠臭秽，气粗燥热，舌红，苔黄腻，脉弦滑而数。治以麻杏石甘汤合小陷胸汤加鱼腥草、竹沥水、胆南星、枳实、败酱草。

2. 脾胃湿热　胸闷不饥，午后烦热，头重身倦，恶心欲呕，舌红，苔腻，脉滑或濡数。若热重于湿者，甘露消毒丹加青蒿、栀子、地骨皮。湿重于热者，三仁汤合藿朴夏苓汤。

3. 肝胆湿热　头晕恶心，面色萎黄，胁肋胀痛，口干苦且黏，大便不爽，舌红，苔黄腻，脉弦滑数。治以茵陈蒿汤合龙胆泻肝汤加减。若湿热内蕴，血虚瘀滞，面色黯黑，肌肤不华，身重麻木时有刺痛，口干发腥，胸膈腻满，尿少便干，舌黯或瘀斑，苔腻或滑，脉涩滞不利。治以大黄䗪虫丸加泽兰叶、生黄芪、阿胶、水红花子、凌霄花、鸡冠花、赤小豆。

二、寒湿型

1. 水寒射肺　主症胸闷气粗，痰白清稀，喉间痰鸣若水鸡声，舌淡舌白，脉弦滑。治以温肺散饮，射干麻黄汤加减。

2. 水困中州　胃中虚冷，肠鸣腹胀，口淡肢凉，大便稀溏，苔白，脉缓。治以温中蠲饮，理中汤合平胃散加减。

3. 水湿上凌　心悸头眩，恶心欲呕，躺卧不安，胸闷口干，苔白，脉弦滑。治以苓桂术甘汤合小半夏加茯苓汤加减。

4. 水湿泛滥　体倦身重，胃腹胀满，浮肿尿少，舌淡，苔白滑，脉弦滑。偏于上半身及头面者，治以防己黄芪汤；偏于下半身牵及腹部肿者，实脾饮加汉防己、肉桂心、乌药、槟榔、商陆。若一身悉肿，可用疏凿饮子加减。

三、病案举例

1. 张某，男，42岁。心悸眩晕二年余，时好时复。西医诊断：神经官能症，窦性心律，偶发期前收缩。患者近2周加重，刻下头晕眠差，心慌恶心，时泛酸苦水，自感自胃脘部有气上冲胸咽，时有躺卧心中憺憺大动之感，口干不欲饮，大便不爽，舌质淡红、尖红，苔薄水滑，脉象弦细而滑。屠老遂辨：水湿内蕴，上凌心胸。立法：化湿利水、温助心阳。方药以苓桂术甘汤合小半夏茯苓汤化裁：云茯块30g，嫩桂枝6g，清半夏15g，生姜片9g，焦白术12g，广陈皮9g，生薏仁15g（先煎），旋覆花9g（包），吴萸炒黄连6g，车前子15g（包）。上药加减共进15剂而愈。

2. 夏某，女，32岁。身体肥胖，每逢盛夏暑湿季节，胸背牵及大腿内侧湿疹遍布，奇痒异常，已连续4年。刻下：正值暑热当令，症状同上，胸部憋闷，头重身倦，尤其中午饭后，困乏难忍，并伴身热，颧红心烦，口干口苦不欲饮水，恶心欲呕，舌红，苔腻，脉滑数、重按细弱。屠老认为，湿热困脾，清阳不伸。立法：清热利湿，醒脾和胃。方药以三仁汤合甘露消毒丹加减。生薏仁30g，绵茵陈30g，白豆蔻10g，杏仁泥10g（后入），藿香佩兰各9g（后入），滑石块15g，白通草6g，川厚朴10g，生麦芽30g，青连翘12g，枯黄芩10g，焦栀子10g，粉丹皮10g。上方加减共服二十余剂而安。

3. 陈某，女，52岁。下肢水肿一年余。经各种化验结果正常。服西药氢氯噻嗪、安苯喋啶而不消。现症：同前，水肿按之没指，尤以足踝部浮肿更甚，尿少便干，腰背牵及四肢发凉，小腹时有冷痛且膨满，时伴肠鸣，口淡纳呆，舌淡，体胖大而嫩、边有齿痕，少苔，脉沉细无力。屠老认为，脾肾虚寒，水湿下溢，水道不通。立法：温肾行水，健脾利湿。方药主以真武汤合实脾饮化裁。汉防己12g，肉桂心6g，炮附子9g，（先煎），黑小豆30g，苍白术各12g，云苓皮30g，台乌药9g，杭白芍12g，生姜片9g，车前子30g（先煎），胡芦巴10g，生槟榔6g，炙甘草9g。上药加减共进四十余剂而瘳。

按：屠老认为，水饮是人体水液代谢的病理产物，是肺、脾、肾三脏功能失调而产生的，一般多自内生。水湿为阴邪，其性黏滞，又可根据患者体质阴阳之偏盛偏衰，而出现从阳化热而致湿热，从阴化寒而致寒湿。同时根据湿热与寒湿所留恋的脏腑、部位、经络之不同，又可出现不同的证候表现。水湿尤其湿热之邪，由于其性“如油投面，难解难分”，故其治疗相当棘手。屠老讲，治湿热应本着“上焦得通，津液得下，胃气因和”，使之上焦肺宣化，中焦脾运化，下焦肾气化。只有抓住这三化，才是治湿之本。再根据湿热之多寡，寒热之盛衰，拟定以清热为主，还是以利湿为主，或是清热利湿并举。另外，治寒湿，主要在脾肾，因脾阳根于肾阳，肾阳又靠后天脾阳（脾气）的不断供养，才生息有源。所以治疗寒湿，当以健脾益气，温中利湿，或温肾散寒，实脾利水为治。

胸痛

一、病因病机

胸痹是指胸部闷痛，甚则胸痛彻背，背痛彻胸，气短喘息，甚或不得平卧为主症的一种疾病。屠老认为，此病之因甚多，常与情志不遂，恼怒急惹，兴奋激动，过劳过累，饮食不当或不节，寒邪内侵，年老体虚，或嗜酒肥甘太过等因素有关。又常称为“真心痛”、“厥心痛”。与现代医学的冠心病、心绞痛、心包炎等疾病有一定关系。其主要病机仍为胸阳不振，气滞血瘀，脉络被阻，不通则痛。此病常发生于老年人，大多因为年老气血虚弱，运化失调，气机不畅。

屠老认为，依据中医学理论，成年人以年过40岁尤甚，阳气衰其大半，本身阳气不足，鼓动推动血液的能力减退。再者胸为大气，乃清旷之区，心肺同居膈上，心主血脉，肺主宗气，气行则血行。若阳气虚羸，势必浊邪上干于清旷之区，阻塞气道而有不通则痛的胸痛发生。再者阳气不足，正虚邪侵，风寒之邪最易乘虚而入，大有阴寒（客寒）包火之势。心火不得宣明，肺气不得调畅故此胸痹乃成。

二、临床分型

1. 心血瘀阻型　其症可见胸痛隐隐，时有针刺之感，夜间尤著，时伴口味发腥，口唇紫绀，口干口渴，不欲饮水，大便或干稍黑，小便尚调，舌质淡黯或尖边瘀点瘀斑，苔薄白或黄，脉象沉弦细涩。治以活血化瘀，通脉止痛。方以膈下逐瘀汤与失笑散合裁。

2. 痰浊壅塞型　其症可见胸部憋闷且胀痛，痰多且黏稠或白或黄，时泛呕恶，口淡不渴，饮食欠佳，舌苔白腻或黄腻，脉象滑或数。偏热者小陷胸汤，偏寒者瓜蒌薤白汤。

3. 阳衰寒盛型　其症可见胸痛彻背，甚则背痛彻胸，身冷畏寒，后背发凉如掌大，胸部憋闷，有痰清稀，呕吐痰涎，时有心悸怔忡，口淡不渴，喜暖喜热饮，大便偏溏，小便清长，舌质淡或边有齿痕，苔薄或厚滑腻，脉细弱而缓。治以温阳化饮，以通心脉。方药以苓桂术甘汤或干姜甘草汤或真武汤化裁。

4. 气阴两虚型　其症可见胸痛隐隐，咽干口燥，气短心烦，头晕无力，腰膝酸软，潮热盗汗，便干溲赤，舌红，苔薄少津，脉沉弦细数，重按无力。治以益气养阴，通脉止痛。方药以生脉饮加味或麦味地黄丸加减。

三、病案举例

1. 赵某，男，54 岁。半年前曾感心悸，近 3 个月来突感心前区掣痛，胸憋且胀，腹部胀满且矢气较多，舌苔黄腻，脉象滑数。遂拟宽胸理气，佐以和胃。方药：广郁金 9g，紫丹参 15g，白檀香 6g，缩砂仁 6g（后入），净枳壳 9g，广陈皮 9g，青竹茹 9g，香佛手 9g，真降香 6g，云苓块 12g，三七粉 3g（冲）。3 剂。

二诊：药后心前区掣痛稍减，腹胀好转，唯心悸又现。舌脉同前。屠老认为：此系理气止痛药而伤气，造成心气失养。故上方加太子参 18g，五味子 9g，远志肉 9g。7 剂。

三诊：1 周来心前区只痛过两次，每次 1 ~ 3 分钟，只是隐痛，余症皆轻，舌质淡，苔薄黄，脉沉弦细。上药见效，再进二十余剂而痊愈。

2. 沈某，男，64 岁。3 年前曾患心前区疼痛，经查诊为冠心病合并高脂血症。现症心痛彻背，胸闷气短，头晕头痛，心跳，周身乏力，烦躁不安，纳呆口干，腰痛膝软，身体肥胖，舌红，少苔，舌体胖嫩，脉细弱，两尺尤弱。遂辨：心阳不宣，心脉失养。立法：补益心气，安神镇静。方药：太子参 15g，柏子仁 9g，炒枣仁 9g，朱远志 9g，茯神木 9g，天冬

12g，细生地15g，润元参12g，紫丹参12g，五味子6g，大当归12g，茯苓块15g，淡木通6g。4剂。

二诊：药后心胸痛闷大减，饮食稍增，睡眠尚安，但仍感头昏心累，腰痛水肿，舌红，苔薄，体胖大，脉沉弱。证属心肾两虚，水湿内蕴。法以益气养心，补肾利水。方药：太子参12g，云苓皮20g，大熟地12g，砂仁6g（后入），盐泽泻15g，柏子仁12g，远志肉10g，麦门冬12g，肉桂心3g，车前子15g（包），川牛膝9g。7剂。

三诊：自感胸部憋痛已蠲，下肢浮肿大减，余症悉减，上方再加减继服14剂而安。

3. 姜某，男，56岁。胸闷头晕十余年。曾经西医院检查诊为"冠心病，后壁供血不良"。刻下：头晕胸闷，食少纳呆，恶心欲呕，双下肢时有疼痛，畏冷发凉且软，舌淡，苔白，脉弦滑。证属寒痰阻滞，心脉痹阻。治以温阳散寒，化饮通脉。方药：云苓块15g，桂枝尖6g，白术12g，姜半夏12g，广陈皮9g，青竹茹12g，全瓜蒌30g，薤白头9g，枳实9g，桑枝30g，葛根10g，郁金6g。7剂。

二诊：药后头晕胸闷恶心均减，下肢发凉稍减，舌苔白润，脉象弦滑。上方加淡干姜6g，制附片3g。7剂。

三诊：药后诸症悉减，上方又继服近二十余剂，复查心电图未见异常。

按：屠老认为，胸痹心痛与心肺有关。其病因大多以痰浊、阴寒、瘀血痹阻胸阳所致。在临床治疗时一定要根据病情，详实考证，分辨虚实，明确阴阳。比如治心病，要照顾肾，因心为火为阳，肾为水为阴，故古人又有"欲养心阴，必滋肾阴；欲温心阳，必助肾阳"之说。另外还要谨遵"大实有羸状，至虚有盛候"之说，虚实寒热兼治，祛邪扶正，使邪祛正安，此乃愈疾之本。

失　眠

失眠一证临床较为多见，其可由五脏六腑发生病理变化以及七情六淫的影响而致，所以具体在治疗时，不可单一机械地滥用安眠药。

一、病因病机

屠老认为，失眠是精神神经系统失调而产生的一种病证。其病因病机大致有七：一为思虑劳倦，内伤心脾；二为痰热互结，扰动心神；三为水饮上凌，神失守舍；四为肾虚胆怯，心神不宁；五为阴精大亏，虚火扰动；六为胃中不和，阴阳不济；七为阴不敛阳，心肾不交。

二、分型施治

1. 思虑劳倦、内伤心脾　症见失眠健忘，气短神疲，心慌头晕，纳呆乏力，舌质红，苔薄白或黄，脉细弱。治以健脾益气，养心安神。方药：人参归脾汤加减。气虚为主加柏子养心丸或养心汤化裁。

2. 痰热互结、扰动心神　症见失眠胸懑，心悸不安，痰多黏腻，急躁易怒，舌质红，苔白或黄腻，脉象弦滑数。治以清心化痰，降火安神。方药：小陷胸汤合温胆汤加味，或导痰汤加味。若痰多黄稠不易咯，大便干结者可用清心滚痰丸加减，或与苏合香丸醒神祛痰以开窍。

3. 水饮上凌、神失守舍　症见失眠心慌，时伴恶心呕吐，口干不欲饮，头晕耳聋，时有阵阵心中跳动不安，舌质淡，苔白或黄滑，脉象弦滑或濡数。治以温振心阳，利水安神。方药：苓桂术甘汤加味。

4. 肾虚胆怯、心神不宁　症见失眠易惊，梦多健忘，腰酸膝软，心慌恐惧，舌淡红，苔薄白或黄，脉象动数尺脉细弱。治以补肾清热、养心安神。方药：六味地黄丸合温胆汤或酸枣仁汤加味。

5. 阴精大亏、虚火扰动　症见失眠头晕，且伴空痛，耳鸣耳聋，腰酸肢软，遗精滑精，神疲力乏，舌质红，苔薄白或黄，脉象沉细数。治以养阴补精、清热安神。方药：大补阴丸加减，左归饮加减，杞菊地黄丸加味。

6. 胃中不和、阴阳不济　症见失眠梦多，胃脘胀满，嗳气吞酸，不思饮食，大便不调，舌苔厚腻且白或黄，脉象滑数。治以化食导滞，清热安神。方药：越鞠保和丸加减，或加味保和丸加减。大便秘结，几日不行者，可用大承气汤通腑泻实。

7. 阴不敛阳、心肾不交　症见失眠头晕，心悸烦躁，颧红盗汗，口咽干燥，腰膝酸软，耳鸣目涩，舌红，少苔或无苔，脉沉弦细数。治以滋阴平肝、清热安神、交通心肾。方药：天王补心丹、黄连阿胶汤。若头晕头痛，头摇肢颤者可用羚羊钩藤饮或张氏镇肝息风汤加减应用。

三、病案举例

1. 张某，男，34岁。失眠一年余。肢体酸软，心慌气短，纳少便溏，胃腹时胀，舌红，苔黄，脉弦细数。系属气阴不足，脾胃虚弱。法拟益气和中为急务。方药：太子参15g，秫米9g，紫丹参15g，炙远志9g，炒泽泻15g，制半夏12g，云苓块15g，炒枣仁9g，炒当归12g，焦白术12g，川厚朴9g，炙黄精9g。4剂。

二诊：心慌气短稍好，食纳渐增，胃腹胀轻，舌脉同前。上方加合欢花9g，夜交藤30g。续服7剂。

三诊：诸症悉减，睡眠4~5个小时，唯早晨易醒，大便渐已成形，舌红，苔白，脉细稍数，上方再进7剂。

四诊：精神好转，大便成形，唯睡眠时好时坏，舌红，少苔，脉细数。此乃胃气失和，阴液未复。上方减半夏、云苓、秫米加大熟地15g，枸杞子15g，粉丹皮9g，杭白芍15g。再服14剂而愈。

2. 于某，女，32岁。眠差梦多年，心慌惊惕，头晕头麻，唇舌口淡，神疲少力，舌淡，苔薄，脉细弱而数。系属肝血不足，肾水亏耗，心火亢盛。法拟补肝养血、滋阴益肾、清摄心神。方药：朱寸冬15g，朱茯苓12g，生阿胶12g（烊化），酸枣仁15g，炙远志9g，紫丹参12g，何首乌、夜交藤各15g，朱茯神15g，煅牡蛎24g（先煎），大生地15g，灯心草6g，珍珠母9g（先煎）。7剂。

二诊：药后睡眠尚实，头晕心慌惊惕好转，唯肢体麻木不减，上方加大当归15g，桑枝30g，鸡血藤30g，淡木通6g。7剂。

三诊：诸症皆减，再进21剂而安。

3. 吴某，男，47岁。失眠3~4年。头晕眠差，头面发热，耳聋耳鸣，口角、四肢时有抽动，咽干口渴，五心烦热，腰痛盗汗，舌红，苔薄黄，脉弦细数。证属阴虚肝旺，虚阳上越，心肾不交。法以养阴清热、平肝潜阳、交通心肾。方药：明天麻12g，生石决明30g（先煎），沙白蒺藜各9g，生龙牡各30g（先煎），生紫贝齿12g（先煎），女贞子12g，杭白芍30g，粉丹皮12g，生熟地各12g，枸杞子12g，旱莲草12g，地骨皮15g，杜仲炭12g。7剂。

二诊：药后诸症减其大半，唯胃脘部自感痞胀，纳呆便溏，舌脉同前。此乃重镇伤胃，中阳不振。上方加生姜5片，砂仁6g（后入），焦白术12g。4剂。

三诊：药后睡眠时好时复，耳聋耳鸣复如故，便溏好转，舌质稍红，苔白，脉象弦细略数。乃属阴虚肝热，心阳失敛。再施生石决明30g（先煎），生龙牡各30g（先煎），枸杞子12g，杭菊花12g，杭白芍15g，女贞子12g，净蝉衣6g，淮山药12g，炒枣仁15g，夜交藤30g，川怀牛膝各9g，生白术15g，生麦芽30g。7剂。

四诊：药后症状再减，又进三十余剂而愈。

4. 郝某，男，52岁。失眠梦多近半年，头晕且沉，精神恍惚，午后困倦，胸闷痰多，黏稠不易咯，甚则带红，口干不爽，舌红，苔黄腻，脉象滑数。系属痰热壅盛，心神被扰。治以清热涤痰、益心安神。方药：莲子心6g，胆南星6g，天竺黄9g，元参心9g，竹叶卷心9g，黛蛤散15g（包），杏仁泥9g（后入），制紫菀12g，川石斛12g，肥知母12g，北沙参15g.嫩白薇9g。7剂。

二诊：药后胸憋减轻，痰量稍减，口干好转，失眠仍作，头晕且沉，急躁易怒。此为痰浊渐去，火热未清。上方加焦栀子9g，粉丹皮9g，合欢皮12g，白蒺藜9g。7剂。

三诊：药后诸症悉减，舌脉同前，续服14剂而康。

按：屠老认为，在临床中引起失眠的因素很多，究其根源尤以情志不遂，思虑劳倦过度最为多见，且失眠时间也为最长。在具体治疗时，根据古人所言“情志病情志医”，“药能医病而不能医情”，需要我们开导患者，寻求致发失眠的病因。比如一患者永无休止且不能自拔地思虑事，昼夜思绪繁乱，就医时向本人家属讲明，让他尽可能地分散注意力，多看电视、多聊天、逛逛商场大街等等，使其精力不可专一执着地思想。这也叫“三分吃药，七分养病”。另外根据寒热虚实、阴阳盛衰，抓住主要脏器之间的矛盾，拟方施药，此乃治疗之上策，收效才可满意。

在施用重镇安神药如磁石、朱砂、紫贝齿、生龙牡、生铁落、生赭石、生龙齿等时，有一定疗效后，当酌情递减药量，不可用量太过或长时间服用，一会产生抗药性，二会因停用此药而致旧病复发，三会对脾胃大伤，致纳呆腹泻。

盗汗

屠老认为，盗汗大多为阴阳失调，腠理不固，而致汗液外泄失常的病证。《丹溪心法·盗汗》说：“盗汗属血虚，阴虚。”由此看来，一者阴虚内热，一者湿热作祟，是盗汗发作之源。在临证时，应根据患者的体质、症状表现，舌脉相参，不可一见盗汗，就盲目投以养阴清热之品，殊不知湿热亦是造成此病的重要因素。

1. 阴虚内热

症见午后潮热，颧红盗汗，五心烦热，两目干涩，口干口渴，不思水饮，大便干结，小便短赤，舌红，苔干，脉象细数无力。立法：滋阴清热。方药：生熟地各 12g，枸杞子 15g，杭白芍 15g，北沙参 15g，粉丹皮 12g，制龟板 9g，五味子 9g，盐知柏各 9g，淮山药 12g，黑桑椹 30g。若夜热早凉，盗汗较多加青蒿、地骨皮、赤芍、制鳖甲、五倍子、煅龙牡；两目干涩加枸杞子、杭菊花；头晕目眩、肝热上冲加生石决明、白蒺藜、女贞子、黑芝麻、川石斛、生麦芽、紫贝齿、生龙齿；心急易怒加焦栀子、龙胆草、莲子心；口干口渴较著加麦门冬、润元参、天花粉、肥玉竹；大便干结加大瓜蒌、火麻仁、夜交藤。

2. 湿热内蕴

症见胸脘痞闷，心中抑郁，口干口苦且黏，但不欲饮，时有恶心，午后身热不扬，四肢及身体酸重且烦热，夜间盗汗，汗出而黏，食欲不振，大便不爽，小便短赤，舌红，苔黄腻，脉象沉濡而数。立法：清热利湿。方药：绵茵陈 30g，藿香梗 9g，佩兰叶 9g（后入），白豆蔻 9g，生薏仁 15g，宣木瓜 12g，滑石块 15 块，白通草 6g，青连翘 12g，赤小豆 30g，忍冬藤 15g。若胸脘憋闷较甚加广郁金、杏仁泥（后入）；口干苦黏加青竹茹、川黄连、枯黄芩；午后及夜间身热较著加青蒿、制鳖甲、地骨皮；恶心欲呕加生姜片、川黄连、紫苏叶梗、清半夏、云苓块；食欲不振加生谷麦芽、莲子肉、炙鸡内金；大便黏腻不爽加秦皮、胡黄连；小便短赤不畅加川萆薢、猪苓、车前子、金钱草；身体及四肢酸重且沉加晚蚕砂、大豆黄卷、茅苍术。

三、病案举例

1. 李某，男，52岁。5~6年来，每夜盗汗，面赤唇绛，身体盛壮，饮食睡眠均可，别无所苦，舌质红，苔薄黄，脉象滑数，左尺脉细数。仔细询问，性欲较旺，阳物易举。屠老认为，此系阳气有余而阴精不足，心相火旺，蒸津液外溢，夜间属阴之所主，参合舌脉亦相符，故拟以滋阴生津，清降相火。方药：盐知柏各9g，大熟地15g，大生地15g，粉丹皮12g，大当归9g，川黄连6g，杭白芍15g，润元参12g，煅龙牡各30g（先煎），制龟板15g，制鳖甲15g。7剂。

二诊：药服3剂后盗汗即止，时有迎风流泪，舌脉同前，继服7剂。

三诊：1周来，只因外出过累，有1次盗汗，上方加五味子9g。又连进10剂而愈。

2. 索某，女，48岁。素体瘦弱，盗汗一年余，刻下：头晕目眩，心悸而烦，口干不欲饮，胃脘自感不适，时伴发凉而口吐清水，每夜阖目则汗出，小便发热不畅，舌质红绛，无苔，脉虚弦小数。屠老认为，此例乃属本虚，脾胃虚弱，消化吸收与转输精微不足，而致营阴大虚，虚火妄动；虚火浮越，迫阴外泄故有盗汗；虚火不安其位，真火衰微，中土失健，痰水为害而胃中冷痛，治当首扶培土，以健中气；益火养阴，以扶其本。方药：生白术10g，炒山药12g，川黄连5g，吴茱萸6g，炒白芍12g，炒扁豆9g，清半夏12g，云苓块15g，高良姜6g，大熟地9g，阳春砂6g（后入）。4剂。

二诊：药后头晕减，口泛清水已蠲，大便尚通，余症稍退，唯阖目汗出不减，上方加麦门冬 12g，五味子 9g。再进 7 剂。

三诊：口干好转，心悸盗汗大减，再宗原方 7 剂而安。

3. 宋某，男，32 岁。盗汗二十余日。3 周前曾患风温外感，经治外感基本已愈，唯夜间大汗如浴，衣被湿浸，自感周身乏力，醒后头晕目眩，口渴喜饮，饮不解渴，大便干结，小便短赤，舌红干燥，脉象细数少力。屠老认为，风温初愈，余热未清，入于营阴，热迫汗出，首当清解余热，益阴生津为治。方药：青蒿 9g，制鳖甲 12g，生熟地各 12g，炒黄柏 9g，盐知母 9g，生龙牡各 30g（先煎），天花粉 15g，润元参 12g，麦门冬 9g，五味子 9g，麻黄根 6g，青连翘 12g，忍冬藤 15g，生甘草 6g。7 剂。

二诊：症状大减，现热退身凉，盗汗已止，时感头痛眩晕，上方加生石决明 30g（先煎），女贞子 9g，杭菊花 12g。再进 7 剂而愈。

4. 吴某，女，30 岁。体胖盛实，盗汗 3 个月。现症：盗汗时有发作，汗出衣被色发黄且黏，素感胸脘部胀满不适，口干口渴不欲饮水，时有恶心欲呕，心急易怒，白日动则汗出，周身疲乏酸重，大便时干时溏而黏，小便短不畅而黄，舌苔黄厚腻，脉象弦滑数。屠老认为，胖人乃多痰多水多气虚。根据症状表现乃属气虚湿热壅盛。治当首用清热利湿。方药：绵茵陈 30g，藿香梗 9g，佩兰叶 12g（后入），白豆蔻 10g，川厚朴 12g，川黄连 6g，枯黄芩 9g，生薏仁 15g，青连翘 12g，滑石块 15g，白通草 6g，大豆黄卷 9g，宣木瓜 12g。7 剂。

二诊：诸症悉减，盗汗只发作两次，汗黄稍减，但时感气短乏力，上方加太子参 12g，润元参 12g。7 剂。

三诊：盗汗只 1 次，出汗减少色不黄，气力有加，舌苔薄稍黄，脉濡细稍数，上方再进二十余剂而康。

按：屠老认为，对于盗汗一般来说，十之八九为阴虚内热而作，湿热所见略少。然亦有阴虚与湿热相结合，这在具体治疗时，一方面滋阴清热，同时也需加刮湿祛湿之品，以防滋阴而助湿。一方面尚要观察患者阴虚的程度，少用燥湿之药，以恐燥性伤阴。

神志病

屠老认为，神志病一般是指精神系统出现的病理表现，比如癫、狂、痫等全都属于神志病。

一、病因病机

临床根据其精神神经系统所反映的症状，又可分为阳证与阴证。故《难经·二十难》说："重阳者狂，重阴者癫。""狂者，武也"，常出现"弃衣而走，登高而歌，骂詈不避亲疏"等表现，此乃实证，病由阳气过亢、心神外越所致。"癫者，文也"，常出现"感情淡漠、沉默痴呆、言语错乱、饥饱不知，甚则僵仆不省人事"等表现，此乃虚证，病由痰气郁滞、心脾两虚所致。再者"痫证"，是一种突然发作性的神志异常改变，可见突然仆倒，口吐涎沫，两目上视，四肢抽搐，或发出如猪羊的叫声，其因大惊大恐，肝肾两虚，气逆痰涌，阻塞清窍使然。上述三证感情冲动最易激惹，有知觉过敏或迟钝等先期症状，且典型症状为烦闷急躁，无故叹息，悲伤欲哭意识不清，此乃情志抑郁，脏阴大伤，心失所养。"郁证"又分虚实。实证有肝气郁结、气郁化火、痰气郁结三种。其共有症状为：精神抑郁，胸闷胁痛，腹胀嗳气，口苦急躁。郁证痰盛者又可见咽中异物感，吐之不出，吞之不下等症。虚证，一者由于久郁不舒，营血耗伤，心失所养，可见精神恍惚，悲伤善哭，疲乏少力；一者由于阴虚火旺，虚火上炎，症见眩晕心悸，心烦易怒，失眠健忘等。

二、分型施治

1. 痰火扰心，心神外越　症见神志错乱，喧闹不安，打人骂人，衣被不敛，嘻笑不休，急躁多怒，舌质红，苔黄厚腻或干，脉弦滑数。方药：生铁落饮、灵磁石、生石决明、生紫贝齿、生龙牡、大黄、芒硝、天竺黄、玳瑁、生石膏、生寒水石、白矾、生龙齿。伴四肢抽搐加羚羊角、广角或水牛角、地龙、全蝎、竹沥水等；痰盛者加青礞石、胆南星。

2. 痰气郁结、心窍不开　症见情感淡漠，沉默呆痴，言语错乱等，舌淡，苔白腻或水滑，脉滑缓。方药：九节菖蒲、白矾、广郁金、苏合香、藿香、佩兰、远志肉、云茯神等。

3. 脾虚湿盛、心神困扰　症见表情淡淡，饥饱不知，痰声漉漉，口角流涎，头重神疲，嗜睡少言，语无伦次，舌质淡、边有齿痕，苔水滑，脉沉细无力。方药：生葛花、青防风、生薏仁、缩砂仁、焦白术、茯苓块、远志肉、生枣仁等。

4. 肝肾两虚、心肾不交　症见头晕头困，心烦易怒，长吁短叹，悲伤欲哭，失眠健忘，坐卧不宁，舌质红，苔薄黄、欠津，脉象沉弦细数。方药：淮小麦、生甘草、茯神木、焦栀子、粉丹皮、朱寸冬、朱远志、炒枣仁、夜交藤、莲子心、合欢皮等。若现大惊大恐，尖叫声锐，此为肾虚肝热，肝在五音为角，故加净蝉衣、青黛、白芍、丹皮、生地、生麦芽、制龟板、制鳖甲、羚羊角。

5. 痰热交滞、郁于咽嗌　症见咽部堵闷，似有物吞之不下，咯之不出。神志或清或昧，胸中抑郁不舒，情怀不畅。舌质淡或红，苔薄，脉沉滞。方药：川厚朴、清半夏、紫苏、云苓块、乌梅肉炭、昆布、生牡蛎、土贝母、海蛤壳、制香附、海藻、夏枯草等。

三、病案举例

1. 马某，女，48 岁。闭经半年。现症头晕头痛，幻视、幻觉、幻听，心急易怒，口干苦涩，腹胀纳呆，精神躁动，语声高亢，身体丰肥，眠差梦多，舌质红，苔薄黄干，脉象沉弦滑数。辨证：肝郁血滞，心神失舍。立法：解郁舒肝，清热和血，养心安神。方药：合欢皮 15g，生石决明 30g（先煎），白蒺藜 9g，赤白芍各 12g，天竺黄 9g，焦栀子 12g，粉丹皮 12g，龙胆草 12g，益母草 30g，桃仁、红花各 15g，灵磁石 30g（先煎），朱砂粉 3g（冲）。7 剂。

二诊：药后头晕轻，急躁平，腹胀减，唯月事未行。上方加三棱 9g，莪术 9g，水蛭 6g。4 剂。

三诊：药后诸症悉减，月经来潮，量少色黑有块，伴腹痛下坠，但心情开朗，大便色黑如胶，小便短赤，舌苔黄，脉沉滑。上方再进 3 剂而安。

2. 周某，男，19 岁。因未考入大学，神志受挫。现症：面色晦暗无光，神情淡漠，少言发呆，两目喜闭，怕见人喜独居一室，不修边幅，饥饱不知，睡眠打鼾，大便几日一行，嗜睡懒动，舌质淡黯，苔白腻如积粉，脉象细弱无力。辨证：痰湿蒙蔽，心窍不开。立法：祛痰利湿，醒神开窍。方药：鲜佩兰 12g（后入），鲜藿香 12g（后入），九节菖蒲 12g，广郁金 10g，白矾 9g，清半夏 15g，生葛花 9g，苏合香 0.5g（后入），冰片 3g（冲），大瓜蒌 30g，生扁豆 15g，远志肉 12g。4 剂。另：苏合香丸 1 丸，十香返生丹 1 丸，早晚服用。

二诊：药后症状同前，未有任何变化。上方加木通 6g，生藕节 30g，熟军 9g。3 剂，丸药继服。

三诊：药后能言，表情稍有喜悦，两目发呆喜闭好转，大便已通量多，泻下腥味，舌苔积粉状稍减，脉象细弱。效不更方，去熟军继服 7 剂。

四诊：药后自感头脑清楚，嗜睡减轻，心情开朗，能与人交谈，唯饮食不多，口干不喜饮，二便如常，舌苔薄、白腻，脉细滑稍大。此乃心窍渐开，郁闷渐舒，中运不健，再拟以芳香开窍，醒脾健胃。方药：藿香、佩兰各 12g（后入），缩砂仁 6g（后入），白术 9g，云苓 12g，姜半夏 12g，生薏仁 20g，厚朴花 9g，莲子肉 12g，苏合香 0.5g（后入），生谷麦芽各 12g，炙鸡金 9g，生山楂 15g，建神曲 12g。7 剂。

五诊：诸症再减，食纳渐增，情绪稳定，舌脉同前，再进 20 剂，随访未见复发。

3. 张某，女，31岁。原患癫痫二十余年，时好时犯。近1个月发作频繁。主因工作不顺，心胸抑郁。现症：头沉头晕，眠差梦多，心慌心跳，急躁易怒，口苦纳差，五心烦热，两胁作胀且痛，月经不调、量少色红，舌质红，苔薄黄腻，脉象沉弦细数，昨日晚8时许癫痫发作，先笑尖叫，脸向右后转动，两目凝视，继而倒地，四肢抽搐，口吐黏液，色白量多，3~4分钟后，大气长出一口则愈，小便自遗。遂辨：素体肝肾两虚，虚火夹痰，上扰心神。立法：首当清热涤痰，滋阴息风，开窍醒神。方药：瓜蒌30g，鲜竹沥水30ml（兑），胆南星9g，天竺黄9g，玳瑁6g，龙脑3g，羚羊角粉0.6g（冲），粉丹皮9g，全虫6g，白僵蚕12g，大生地30g，生龙牡各30g（先煎），青竹茹9g，莲子心6g，益元散15g（包）。4剂。另：《局方》至宝丹1丸，隔日中午服1丸。

二诊：药后头晕头痛已好转，急躁易怒稍平，睡眠渐好，仍口苦纳差，两胁作痛，大便4日仍未解，小便发热而少，舌脉同前，上方加川楝子9g，元胡索9g，合欢皮15g。继服3剂。

三诊：药后症状均减，两胁胀痛亦轻，口苦纳差，时伴恶心，大便仍未解，舌苔黄厚腻，脉象沉弦细，右尺脉稍大。再拟以清热涤痰，通腑开胃。方药：大瓜蒌30g，熟军9g（包），元胡粉9g（冲），天竺黄9g，胆南星6g，川黄连6g，苏叶梗各9g，莲子心6g，莲子肉15g，缩砂仁6g（后入），莱菔子9g，生麦芽30g，炙鸡金9g。4剂。另：越鞠保和丸1/3袋，每日两次。

四诊：大便已通，色黑量多，其臭异常，顿感胸膈快然，纳食增加，情绪稳定，睡眠安好，11天来未出现癫痫发作，唯感周身无力，尤以下肢为著，两目干涩，时伴身热。刻下为痰热已祛，标证大除，虚象显著，此乃肝肾虚亏，水不涵木，木火上扰，心肾不交之证，故采以滋阴清热，镇肝息风之法。方药：大生地15g，杭白芍15g，枸杞子15g，淮山药15g，粉丹皮12g，盐知柏各9g，白豆蔻10g，女贞子9g，莲子心6g，生龙牡各30g（先煎），制龟板12g，杜仲炭12g，黑桑椹15g，川怀牛膝各15g，胆南星6g，天竺黄9g。此方加减共进四十余剂，周身乏力已蠲，腰膝酸软大减，精神爽朗，睡眠饮食如常，恢复如初，随访未见复发。

按：屠老认为，神志病在临床中如癫、狂、痫，甚是少见，然而“郁证，脏躁病”，却很常见。此病与情志之喜、怒、忧、思、悲、恐、惊等精神神经系统疾病关系最为密切。郁证之发，大致与六般郁有关，即气、血、痰、火、湿、食。在六者中气、火、湿、痰又是临床发生率最高的主要因素。郁证之治，当分虚实，当辨阴阳。不可一见郁证，断然解郁舒肝，这也是治病之大忌。脏躁病，临床女性多见，一般发生在天癸将竭之际，因此时肝血不足，冲脉空虚，体内之病邪如湿、痰、火等，不能随月经而时下，故血虚津枯，阴液亏少，不能济火，虚火上扰，心神不安，此其一也；病邪不去，乘虚内扰，故有各种病端产生。脏躁病实证有之，比如例一患者，闭经半年，继而身体明显发胖，精神躁动，语声高亢，并有幻觉幻听幻视之感，脉弦滑数且沉，证属肝郁气滞，血瘀心脉，心神失舍，故采用解郁舒肝，清热和血，以安心神之法。施以舒肝解郁的合欢皮；清热平肝的生石决明、灵磁石、龙胆草、白蒺藜、焦栀子；养血散瘀的赤白芍、益母草、桃仁、红花、粉丹皮；清心安神的天竺黄、朱砂粉。后又见瘀血未荡，再添三棱、莪术、水蛭之品，使瘀去热清神安。《伤寒论》云：“瘀血在下如狂。”如此治之，瘀血尽祛言，故此愈疾。

郁 证

一、病因病机

屠老认为，郁证为情志所伤。正如《丹溪心法》所言："气血冲和百病不生，一有怫郁，诸病生焉，故人身诸病多生于郁。"《金匮要略·妇人杂病篇》云："妇人脏躁，喜悲伤欲哭，象如神灵所作，数欠伸，甘麦大枣汤主之。"说明了五志所伤，引起脏腑之间变化，导致情志异常。郁证或从阳化热，或从阴化寒。病因病机大多由于心情抑郁，情志不遂，或思虑伤脾，或暴怒伤肝，导致气机不调。

二、辨证论治

本证主要症状为精神不振，胸脘痞闷，两胁胀满，嗳气呃逆，善叹息，引一长息为快。热偏盛者烦躁易怒，多言乱语，哭笑无常，口苦纳呆，昼夜外游，但不打人；寒偏盛、阳不足者常现默默不语，独居一室，或面壁而坐，两目半睁半闭，嗜睡多眠。

屠老认为，其治疗一定要详审病因，"药能医病而不能医情，情志病情志医"，一方面敲定郁证之阴阳，把握住疾病的实质；一方面还要多做患者的思想工作，解开致病之羁绊，这是尤其关键的一环。治疗大法以解郁舒肝，宁心开窍为主。有热的辅以调气清热，痰热壅盛的辅以清热涤痰，痰浊内蔽的辅以芳香化浊，阴虚内热的辅以养阴清热，躁动不安者佐以镇潜安神之品。

三、病案举例

1. 陈某，女，28 岁。因离婚使精神蒙受打击，精神失常，哭笑不止，心烦不安，两目直视，时而絮叨不休，时而自语谩骂，时而外出游走，时而独居一室。眼眶发青，纳呆失眠，大便干结、3~4日一行。此症已2月有余，几经治疗无效，故请屠老诊治。舌苔白厚、中心稍腻，脉象沉细而动数不静。遂辨：情志抑郁，痰热阻窍，心神被蒙。立法：舒肝解郁，理气化痰，清热安神。方药：醋柴胡9g，枯黄芩10g，清半夏9g，青竹茹9g，合欢皮15g，淮小麦30g，胆南星6g，天竺黄9g，远志肉9g，九节菖蒲9g，广郁金6g，龙脑3g（冲）。4剂。

二诊：药后自感脑中一亮一亮地闪，每闪一次，头脑即感清楚，两目发直好转，较前灵活，自语时作，但无谩骂，食欲不振，仍有失眠外游之症。上方加莲子肉12g，白豆蔻12g。7剂。另配《局方》至宝丹1丸，每日1次。

三诊：药后精神好转，自感外界事物看起来很新鲜，心情较前畅快，纳食渐进，现已能入眠4~5小时，有梦但醒后记不清，少有出门外游。舌苔薄白，脉沉细稍数。效不更方，上药又进二十余剂。《局方》至宝丹，隔日中午1丸，随访未见复发。

2. 胡某，男，34岁。精神抑郁，自言自语2年。2年前因自费留学出国，在异国他乡只逗留2个月，据说其受惊吓，由其同学送回。回京后即表情淡默，很少讲话，整日闭门不出，独居一室，自言自语，不修边幅，两目半睁半闭，两手反复摆弄，饮食尚可，二便如常，舌质淡黯，苔薄白而润，脉象沉弱而缓，右尺脉细小如丝。证属肾气不足，痰浊闭窍，心肾不交。立法：芳香化浊，祛痰开窍，补肾宁心。方药：苏合香0.6g（冲），藿香梗9g，佩兰叶9g（后入），清半夏9g，九节菖蒲9g，明白矾6g，云苓块12g，广郁金9g，远志肉9g，肉桂心3g，莲子心3g，生枣仁9g。7剂。另配苏合香丸，每日中午服1丸。

二诊：药后据家属讲，自言自语似乎比以前时间短了，有时和家中人能说上几句话，余症同前，舌脉同前，上方再进14剂，丸药照服。

三诊：诸症悉减，也知道有时刮刮胡子，洗洗脸，能与家人聊聊天，两目开张，能做点简单的家务，大便时有夹杂灰白色的黏液，舌脉同前，继服上药近三十余剂，苏合香丸仍隔日1丸，现已基本恢复正常。

按：屠老认为，郁证一般来讲都与气有关，因每人体质不同，气与痰热交滞，气与湿痰互结等，都可闭阻心窍而导致心神被扰，所以在治疗用药时有所不同。另外，此症较易复发，除注意按时服药外，尚要注意心情愉快，不可过劳过累，饮食上尽量少食肥甘厚味，保证适当的休息和睡眠。

头痛

头痛是临床中较为常见的一种病证，其因颇多且杂，病理机制不同，疼痛部位、性质也异。兹将屠金城老中医治疗头痛一证的经验分述如下。

一、病因病机

屠老认为，头为诸阳之会，五脏六腑之清阳、气血等精华，皆上汇于此，以荣养清窍，若外因六淫之邪，外袭上犯，邪干清窍；内因脏腑功能失调，内热、痰浊、湿蒙、湿热阻滞或气虚血弱，髓海不足，脑窍失濡；再有不内外因，外伤失血，挫伤瘀滞等，均可致发头痛。

头痛恶风寒，身冷无汗，鼻塞流清涕，舌苔薄白，脉象紧者，伤于寒也；头痛汗出恶风，苔白，脉浮缓者，伤于风也；头沉如衰，身重呕恶，苔白腻，脉濡数者，伤于湿也；头痛且胀，耳鸣耳聋，口苦易怒，便干溲赤，舌红，苔黄，脉弦滑数，伤于火也；头痛颜白烘热，耳鸣如蝉，午后低热，颧红，盗汗，舌红，苔薄，脉弦细而数，阴虚内热也；头痛发空，脑鸣目涩，腰酸膝软，舌红，无苔，脉细弱无力，精亏肾虚也；头痛眩晕，视物旋转，恶心欲吐，口淡不渴，舌质淡，苔白滑，脉弦滑重按濡弱，水饮上犯；头痛上午重，周身疲倦，气短心悸，纳呆便溏，舌淡，苔白，脉缓弱少力，中气不足也；头痛午后重，胸闷不扬，口苦心烦，舌红，苔黄腻，脉濡细而数，湿热上蒙也；头痛如针刺，口干不渴，口气发腥，舌质瘀点或瘀斑、或黯淡，脉沉细涩，为瘀血阻络；头痛眩晕，目视昏花，肢体麻木，失眠健忘，舌淡，脉细，为血虚失养；头痛头摇，口角抽搐，肢体震颤，下肢无力，舌红，少苔，脉弦细而数，为肝风内动。

二、辨证施治

头痛身冷，项强无汗，舌淡，苔白，脉浮紧者，麻黄汤合葱豉汤。气虚宜用参苏饮加减；阳虚外感宜麻黄附子细辛汤；头痛汗出恶风，身热咽痛，主以银翘散，咳嗽较著，桑菊饮为之；头痛无汗或少汗，身冷恶风，咽痛身楚，舌红，苔薄黄，脉浮滑数，荆防败毒饮；头痛发麻，肢体麻木，血虚为主，四物汤加味；头痛上午重，气短乏力，自汗纳呆，舌淡、边有齿痕，脉缓弱无力，补中益气汤；头痛午后加重，五心烦热，颧红盗汗，舌红，无苔，脉细弱而数，知柏地黄汤加枸杞子、杭菊花；头痛眩晕，手足抽搐，畏光羞明，舌红，少苔，脉弦细数，羚羊钩藤饮或张氏镇肝息风汤；头痛空虚，脑鸣耳聋，腰膝酸软，舌红，脉细，大补阴丸或五子衍宗丸；头痛且沉，恶心欲吐，视物旋转，口淡不渴，舌淡，苔滑，脉弦滑，藿朴夏苓汤主之。兼有自汗心悸者，苓桂术甘汤加味；头晕昏糊，胸闷口苦，身热不扬，大便黏腻，舌苔黄腻，脉濡数或滑数，甘露消毒丹主之；头痛且胀，急躁易怒，口苦咽燥，胸胁胀满，便干溲赤，舌红，苔黄，脉弦滑数，龙胆泻肝汤；头痛如刺，口中腥臭，舌质瘀黯，脉象涩滞，桃红四物汤加减。

头痛的临床证候变化较多，故需加减用药。前额痛加辛夷6g，白芷6g，南薄荷6g（后入）；后头痛牵及颈项加羌活6g，葛根6g，苍术10g；左侧头痛加杭白芍15g，大熟地12g，女贞子9g，鸡血藤9g；右侧头痛加柴胡6g，茺蔚子6g，胆草9g；目眶疼痛加苦丁茶9g，青葙子9g；颠顶痛加藁本9g，生龙齿12g（先煎），白蒺藜9g，双钩藤9g，生紫贝齿9g（先煎）；阴虚阳亢，头晕且摇，肢体震颤加生石决明30g（先煎），生龙牡各30g（先煎），全虫6g，白僵蚕12g，制龟板12g，杭白芍30g，川牛膝12g，生熟地各12g；痰湿盛著，恶心呕吐，口淡不渴，苔白厚腻，脉象弦滑加藿香梗9g，佩兰叶9g（先入），姜半夏12g，生薏仁15g，云苓块15g；湿热重浊，胸闷口苦，心烦恶心，身热不扬，大便不爽，苔黄滑腻，脉象沉濡或滑数加绵茵陈30g，夏枯草15g，滑石块15g，川黄连6g，紫苏叶梗各9g；恶心较著，呕吐频作加生赭石30g（先煎），姜半夏12g，青竹茹12g，丁香9g，柿蒂9g；头痛迎风流泪，畏光羞明者加密蒙花9g，木贼草9g，谷精草9g，枸杞子12g，南薄荷6g（后入）；头痛耳鸣如蝉加净蝉衣6g，盐知柏各6g，桑椹子12g，大生地15g，女贞子9g；头痛上午较重，汗出气短加太子参15g，炙黄精9g，五味子9g；头痛下午重，四肢麻木，失眠健忘，舌淡，脉细加大当归15g，鸡血藤30g，生阿胶12g（烊化），桑枝30g；头痛如刺，舌质瘀黯，脉细涩加没药10g，元胡索9g，山甲9g，桃仁、红花各12g；胀痛加罗布麻9g，决明子9g，夏枯草15g；头痛且重，口苦，痰多黏腻不易咳，胸闷易怒，舌红，苔黄或白腻，脉象弦滑数加天竺黄9g，胆南星6g，鲜竹沥水2支（兑），冬瓜仁5g，大瓜蒌30g，葶苈子9g，青竹茹9g等。

三、病案举例

1. 王某，女，53岁。头痛反复发作二年余，昨日突然头痛如劈，颈项强硬，不得转侧，恶心呕吐3~4次，腰酸膝软，口干，尿频量少，舌尖红，无苔，脉弦细且数。诊以肝肾两虚，肝阳上扰，旋以平肝潜阳，滋阴补肾，息风止痛之法。方药：生石决明30g（先煎），双钩藤12g，沙白蒺藜各9g，白僵蚕9g，羚羊角粉0.6g（冲），杭白芍24g，粉丹皮12g，大生地15g，青竹茹12g，广郁金9g，枯黄芩9g，生龙牡各30g（先煎），桑寄生30g。4剂。

二诊：头痛大减，呕吐亦止，身热口渴，视物不清，颈项滞板，二便不调，舌绛，苔干，脉弦细数。系属风阳化火，耗阴伤津。拟以育阴镇潜。方药：生龙牡各30g（先煎），生鳖甲15g（先煎），生龟板15g（先煎），羚羊角粉0.6g（冲），生阿胶9g（烊化），杭白芍12g，粉丹皮10g，北沙参30g，大生地30g，生石决明30g（先煎），耳环石斛15g，杭菊花12g，川牛膝9g，西洋参9g（另煎代茶），合鲜竹沥水1支。

三诊：3剂后，头痛再减，颈项滞板好转，二便通利，身热口干渐减，舌光干绛，尖边瘀点发红，脉弦细数。证为热入营血，血热夹瘀。再拟凉血化瘀，育阴平肝，潜阳息风。上药加赤芍12g，淡木通6g，丹参9g。进11剂而瘳。

2. 吴某，女，42岁。人流术后3年，每次行经，左侧头面作痛，两乳发胀，心急易怒，胁胀口苦，身倦纳呆，舌色正常，脉弦细有力，尺脉稍涩，眼睑下晦暗。系肝郁脾虚，气滞化热。治以调肝清热，理气解郁。方药：醋柴胡9g，当归9g，杭白芍12g，丹皮9g，焦栀子9g，青陈皮各6g，广郁金6g，吴萸炒黄连6g，生白术9g，清半夏12g，制香附6g，茯苓块12g。6剂。

二诊：服上药后，头痛已止，胸胁快然，两乳不胀，食纳渐增，口苦易怒减轻，舌脉同前，继服7剂。随访此后经期未出现头痛。

3. 温某，男，47岁。头痛半年余。每次发作，多由劳累思虑。面色淡白不华，失眠健忘，心悸气短，身倦乏力，时伴手麻，腹胀纳差，二便尚调，舌质淡，苔薄白，脉象沉细弱。证属气血两虚，清窍失濡。立法：补气益血。方药：太子参15g，炙黄精9g，大当归12g，生阿胶12g（烊化），柏子仁12g，桂圆肉12g，缩砂仁6g（后入），五味子9g，鸡血藤15g，炒枣仁9g，茯神木15g，生白术9g，川厚朴9g，腹皮子各6g，生谷麦芽各12g。7剂。

二诊：药后，头痛缓解，气力有增，睡眠稍好，饮食有加，上药再进7剂而安。

4. 倪某，男，30岁。头痛时作二年余。发作时头顶胀痛牵及两侧太阳，其势如裂。平时多用脑力则夜寐不安，甚或转辗不眠，舌红，苔黄，脉弦细有力。系肝阳上扰，血热络瘀。法以平肝潜阳，凉血通络。方药：明天麻9g，生石决明30g（先煎），沙白蒺藜各9g，赤白芍各9g，蔓荆子9g，藁本3g，夏枯草15g，粉丹皮10g，全蝎6g，杭菊花12g，霜桑叶12g，桃仁9g，红花9g。7剂。嘱其疼甚，另吞羚羊角粉0.6g。

二诊：头痛大减，夜寐不实，饮食如常，舌红，脉细稍弦。上方加丹参12g，夜交藤30g，炒枣仁9g，莲子心6g。又进14剂而愈。后嘱其患者常服菊花、沙参、麦冬、生地各12g，煎汤代茶饮，以资巩固疗效。

5. 姜某，女，46岁。头痛且沉一年余。每逢阴雨刮风则痛甚，头恶风而平素戴帽，头痛重困时窜，精神疲惫，四肢酸懒，胸闷不饥，口苦口黏，舌淡红，苔薄黄腻，脉滑数稍浮，重按少力。证属湿热内蕴，风热蒙蔽。立法：清热利湿，祛风止痛。方药：菊花12g，南薄荷6g（后入），羌活3g，白芷6g，荆芥、防风各6g，地龙9g，蔓荆子9g，茶叶两匙，藿香梗9g，辛夷花9g，酒军3g（后入），冰片3g，云苓12g，生甘草6g。7剂。

二诊：头痛沉重好转，倦怠嗜睡减轻，昨日阴天大风，稍感头痛发沉，口苦口黏仍作，大便黏腻，舌脉同前。上方减酒军，加黄连6g，炙黄精9g，太子参9g。4剂。

三诊：诸症悉减，时有恶心，饮食不振，舌淡，苔薄，脉滑数。风热渐退，肝脾不和。拟以疏风清热，和肝健脾。方药：菊花12g，川黄连6g，吴茱萸3g，青竹茹10g，蔓荆子6g，白芷6g，缩砂仁6g（后入），姜半夏12g，藿香、佩兰各9g（后入），云苓块12g，莲子肉12g，生谷麦芽各12g。14剂。

四诊：头痛已止，口苦纳差好转，现已外出不戴帽。后以芎菊上清丸，每次1袋，每日两次，加服杞菊地黄口服液，每日两支，每次1支，以资巩固。

按：屠老认为，头痛一证，临床甚是常见，各种因素均可引起。在外风寒暑湿燥火；在内情志、饮食、起居失节；不内外因者如外伤、虫刃、瘀血皆可致病。然“邪之所凑，其气必虚”，“正气存内，邪不可干”，也就是说正气不足，精血亏耗，髓海空虚，才使之清窍失养，邪气上干，不通则痛。在具体治疗时，还要根据头痛的部位，确定经络之属；根据头痛的性质，推断气血阴阳；根据头痛的时间，确立疾病病程长短；根据头痛的程度，辨明寒热虚实。治疗头痛，除辨证施治、方药调理外，情绪安稳，睡眠充足，饮食得当，起居有常，这也是自身调护的重要一环。

眩　晕

一、病因病机

眩晕是临床中常见的一种病证，历代医家对此皆有论述。如《内经》云“上虚则眩”、“诸风掉眩，皆属于肝”。《金匮要略》曰：“心下有痰饮，胸胁支满，目眩。”王肯堂在《证治准绳》中说：“脑转目眩者，皆由火也。”总之，眩晕一证，“无虚无湿无痰无风无火不依眩”，眩晕不外虚实两途，先天不足、房劳过度，极易造成肾虚，肾虚不能涵养肝木，肝阳上升则眩；肾主骨生髓而通于脑，髓海不足则眩；思虑劳作，内伤心脾，化源不足或失血过多，血虚不能上荣于脑而致眩；饥饱劳碌，害胃伤脾，脾虚失健，聚湿生痰，痰气交阻，清阳不举，脑窍失濡而眩；外风侵袭，与因血亏精虚热极所致内风相合，充斥清窍而作眩。通过临床观察，本证大多以肝肾阴虚，肝阳上亢为多见，气血亏虚，痰浊阻遏则次之。

二、辨证要点

屠老治眩晕，首辨虚实。实证：头眩突发伴有头胀、目珠胀疼，耳鸣如过火车声，口苦心烦，急躁易怒，恶心欲呕，大便干结，小便短赤，舌红，苔黄，脉弦大而数。虚证：血虚见头眩发麻，唇舌色淡，心慌气短，面色苍白，肢体麻木，女子经少色淡；阴虚见头眩颧红，潮热盗汗，咽干口燥，五心烦热，舌红，脉细数；精虚见脑转目眩，两目淡黯，发枯齿焦，腰疼乏力，失眠多梦，健忘遗精；气虚见面色㿠白，神疲倦怠，气短懒言，自汗少力，舌淡、有齿痕；阳虚以头眩恶风，畏寒肢冷，舌淡，脉弱缓而无力。兼见头身重困，胸闷恶心，呕吐痰涎，口淡不渴，舌苔白腻，脉象濡滑者，为痰浊壅阻。兼见头摇不止，四肢蠕动，怕光羞明，此乃肝热生风。

三、施治大法

屠老治眩，偏于阴虚者，治以补肾养阴，常用左归丸、大补阴丸、归芍地黄丸、知柏地黄丸、杞菊地黄丸；血虚气弱者，施以补气益血，常用八珍丸、人参养荣丸、归脾汤、补中益气丸；肾亏阳虚者，常用青娥丸、右归饮、金匮肾气丸，以温肾助阳；肝阳上亢，以平肝潜阳为治，常用张氏镇肝息风汤、羚羊钩藤饮，重用贝壳类、矿物类、磁石类重镇金石之品。内风煽动，增以息风止痉之品，主以全虫、蜈蚣、僵蚕、地龙等搜剔灵动之品，实证肝火内盛，治以清肝阴火，施以龙胆泻肝丸或当归芦荟丸。痰热交炽，拟以化痰清热，常用温胆汤、导痰汤、礞石滚痰丸、清心滚痰丸、半夏白术天麻汤等。

四、病案举例

1. 张某，男，52 岁。眩晕半年余，后枕部闷胀感，眠差梦多，耳鸣失聪，急躁易怒，口咽干燥，恶心欲呕，舌红，少苔，脉弦细数。遂诊为肝肾阴虚，肝阳上扰。治以滋阴清热，平肝潜阳。方药：代赭石 24g（先煎），生龙牡各 30g（先煎），生石决明 30g（先煎），净蝉衣 6g，杭菊花 12g，杭白芍 15g，粉丹皮 12g，生熟地各 12g，润元参 12g，盐泽泻 12g，女贞子 9g，朱寸冬 12g，夏枯草 12g。4 剂。

二诊：眩晕减轻，后枕部胀闷已蠲，耳鸣不减，睡眠欠佳。宗前方减夏枯草、代赭石，加灵磁石 15g，夜交藤 30g。3 剂。

三诊：眩晕已止，耳鸣未作，睡眠较前进步，苔薄，脉细，阳亢已平，阴液未复，上方再进 7 剂，以资巩固。

2. 李某，男，36 岁。头眩欲仆，面色苍白，目昏肢麻，少寐多梦，时有肢体肌肉颤动，口角抽搐，便干溲赤，舌红，苔少，脉细数少力。系肝血不足，风阳干扰。治以育阴潜阳，养血柔肝。方药：明天麻 12g，沙白蒺藜各 9g，大熟地 12g，山萸肉12g，杭白芍12g，大当归12g，茯神木12g，白僵蚕9g，鸡血藤30g，川牛膝9g，杭菊花12g，粉丹皮10g。7剂。

二诊：药后眩晕大减，睡眠好转，肢麻减轻。二便尚调，唯纳呆腹胀呃逆又作，苔厚，脉弦。上方加白蔻9g，竹茹9g，清半夏12g，厚朴10g。7剂。

三诊：头昏上午发作，睡眠多梦。气短少力，饮食渐进，腹胀已除。苔薄，脉弱，气血两虚。治以益气扶脾，柔肝养血。方药：太子参15g，炙黄精9g，熟地12g，白芍12g，砂仁6g（后入），生白术9g，当归9g，桑椹子15g，何首乌9g，淮山药10g，炒枣仁12g。再进14剂，病去人安。

3. 田某，女，37岁。突然眩晕，两目视物发黑，不敢睁眼，自感天旋地转，身摇腿软，头重如裹，耳鸣耳聋，胸闷呕恶，大便不畅，苔黄厚腻，脉象弦细。证属肝肾阴虚，湿热上泛，清窍失濡。治以滋阴息风，清热化痰。方药：生石决明30g（先煎），生牡蛎15g（先煎），蝉衣9g，生赭石15g（先煎），朱远志9g，青竹茹12g，天竺黄9g，清半夏12g，大瓜蒌30g，沙苑子12g，枸杞子15g，川黄连6g，炒枣仁9g。7剂。

二诊：眩晕减轻，视物正常，头重耳鸣好转，偶有恶心，上方加陈皮9g。4剂。

三诊：时感头昏，睡眠欠佳，苔薄稍黄，脉细弱。肝风渐平，痰浊渐祛，而热犹未净，继以养肝息风，清热化痰之法，方药：蝉衣9g，双钩藤12g，枸杞子15g，女贞子9g，当归12g，生地15g，菊花12g，龙眼肉9g，夜交藤30g，川黄连6g，白芍12g，南薄荷6g（后入），清半夏12g，胆南星6g。前后加减又进11剂而康。

4. 王某，女，52岁。眩晕1年，晨起尤著，面色淡黄，时感头痛如针刺，气短乏力，颈强肢麻，心慌眠差，口淡纳呆，舌淡，苔薄，脉沉细弱。系心脾两虚，气血不足，络脉瘀滞。立法：补益心脾，益气养血，去瘀通络。方药：太子参15g，炙黄精9g，柏子仁12g，桂圆肉12g，大当归15g，茯神木15g，生白术9g，煨葛根9g，何首乌、夜交藤各15g，杭赤白芍各12g，穿山甲6g，桃仁、红花各9g，白蒺藜9g，炒枣仁12g。4剂。

二诊：药后眩晕减轻，诸症较前均有好转，上方再服7剂。

三诊：眠差梦多，心烦易怒，口苦纳呆，便干溲赤，舌淡、尖红，苔黄腻，脉弦细。气血稍充，内热复燃，上方减炙黄精、柏子仁、煨葛根，加莲子心肉各9g，合欢皮、生谷麦芽各12g，夜交藤30g。继服14剂，病愈如初。

按：屠老认为，眩晕是常见证，大多由本证或他证引发。究其根源，仍为本虚标实，先有本虚，清窍失荣，后有风、火、热、痰、暑、湿、寒、瘀等浊邪上干清窍，造成气血运行阻滞，清阳之气不得上举达于脑窍，故有眩晕是证。屠老讲，在诸多的眩晕病例中，根据分析总结，认为阴虚内热者，可居十分之四五；肝热夹痰者十之二三；气血不足者十之二三；湿、瘀、寒、风者十之一二。在治疗时，对于阴虚内热，造成肝热动风者，其脉弦细而动数，尤以滋下清上为主，重镇潜阳、息风止疼为要，重用贝壳、矿物、磁石之类，辅以搜风灵动之品，再投以大剂量的滋阴填精补髓之柔润之药，诸如羚羊钩藤饮、镇肝息风汤等。在治疗时，还要注意兼夹症。此证纯实纯虚者甚少，虚实夹杂者多见。正如《诸病源候论》所云："大实有羸状，至虚有盛候。"不能犯误补易壅，误泻易虚之虞。辨证用药时，在掌握主症的基础上，还要注意兼夹症的合理兼治。如阴虚湿热，既用不致滋腻太过的补阴药，又要用一些清热利湿之品，使之补中有消，消中兼补，不使其太过与不足，如此相得益彰，收效满意。

耳鸣耳聋

一、病因病机

耳鸣耳聋是临床中常见的一种证候。其可以单独以一种病证出现，亦可以作为一种症状和其他症状同时出现。轻者自觉耳内蝉鸣，声细小如丝；重者如潮涌，如过火车声，甚者听觉丧失，影响日常生活。屠老认为，本病历代医家及古医籍文献早有记载，所论皆指与肾有关，其精液不足，不能上荣清窍，清窍失养而有此证。耳鸣耳聋可因肾精不足，肝火上升，痰浊上蒙，风邪中络，以及外伤、暴震等引发。

二、辨证施治

1. 肝胆火盛　症见突然耳鸣或耳聋，头痛面赤，咽干口苦，心急易怒胸胁胀闷，夜寐不安，大便秘结，小便短赤，舌红，苔黄，脉弦数。治以清肝利胆。方药：龙胆草、焦山栀、枯黄芩、淡木通、霜桑叶、北槐米、粉丹皮。若肝火充盛者加灵磁石、生石决明；头胀痛加夏枯草、白蒺藜；耳鸣耳聋自感堵闷者加净蝉衣、南薄荷、木贼草；胸闷胁胀较著加广郁金、青陈皮、制香附、川楝子；黄痰黏稠加胆南星、青礞石、青竹茹；眠差梦多加莲子心、盐知柏、夜合花；大便干结加熟大黄、大瓜蒌、北胡连；小便涩赤且痛加金钱草、车前子、野菊花；心急烦躁较甚加焦栀仁、粉丹皮；伴肾阴不足加细生地、枸杞子、润元参、天门冬；伴肝血虚亏加大当归、杭白芍；下肢软弱加杜仲炭、川续断；腰疼且痛加桑寄生、金毛狗脊。

2. 风热上扰　症见突然耳鸣耳聋，并伴恶寒发热，头痛眩晕，耳内发痒或发热时痛，心烦呕逆，苔白或腻，脉浮或滑数。治以解表清热、散风通窍。方药：菊花、蝉衣、薄荷、银花、连翘、白僵蚕、沙蒺藜、荆芥、防风、鲜芦根、蔓荆子。

若高烧不退加生寒水石、生石膏、青蒿；耳内发痒发热且痛较著加龙胆草、葱白、黄芩、桑叶、酒军、谷精草。

3. 中气不足　症见耳鸣耳聋时轻时重，过劳加重，神疲力乏，四肢困顿，纳呆食少，大便偏溏，舌苔薄白或腻，脉象细弱少力。治以补中益气，升举清气。方药：柴胡、升麻、葛根、太子参、炙黄精、淮山药、生扁豆、蔓荆子、葱叶、茯神、石菖蒲。头晕且沉加天麻、清半夏、白术、云苓；纳呆食少加阳春砂、莲子肉、炙鸡金；大便偏溏较重者加土炒白术、云苓块、炒薏仁。

4. 肾精亏损　症见耳鸣耳聋，时作时止、时轻时重，头重且眩，腰膝酸软，颧红目赤，五心烦热，遗精盗汗，舌红，少苔或无苔，脉象沉细无力或虚大。补肾填精、补髓通窍。方药：大熟地、女贞子、旱莲草、淮山药、山萸肉、粉丹皮、黑桑椹、天门冬、麦门冬、杭白芍、制龟板、生阿胶。阴虚阳亢加生石决明、灵磁石、生龙牡；眩晕明显加明天麻、杭菊花、白蒺藜；颧红目赤加桑皮、黄芩、丹皮；遗精盗汗甚者加五味子、地骨皮、煅龙牡、莲子须、盐知柏；咽干口燥加润元参、天花粉、川石斛、肥玉竹。

三、病案举例

1. 李某，女，38 岁。突然左耳耳鸣失聪，头晕眠差，纳呆腹胀，痰多口苦，舌苔薄腻，脉弦滑。屠老认为，此系风阳上扰、痰火阻窍。立法：祛风清热、祛痰开窍。方药：青防风 6g，生石决明 15g（先煎），煅礞石 9g，川贝粉 6g（冲），制半夏 12g，茯苓块 12g，焦山栀 9g，香佛手 9g，海蛤壳 12g，丝瓜络 9g，炒谷芽 9g，路路通 9g。4 剂。

二诊：药后耳鸣减轻，上药继服 7 剂而愈。

2. 胡某，男，33 岁。原患中耳炎一年余。耳内流黄水且黏且痒。头时晕痛，耳鸣，口干口苦，时有恶心，不思饮，便干溲赤，舌红，苔黄腻，脉沉滑数。遂辨：肝胆湿热，上蒸清窍，方法：清热利湿、平肝通窍。方药：生石决明30g（先煎），煅石膏30g（先煎），川黄连6g，滑石块15g，谷精草9g，龙胆草9g，粉丹皮12g，焦栀子12g，净蝉衣6g，南薄荷6g（后入），夏枯草12g，大生地30g，生甘草g。4剂。

二诊：药后耳内流黄水减少，且痒好转，唯饮食不振，舌苔渐退，脉弦滑数。上方加生谷麦芽30g，莱菔子9g。7剂。

三诊：症状大减，耳内自感干痒，流水已蠲。饮食好转，上方再进7剂。并注意禁忌辛辣、酒酪食品。

3. 邹某，女，37岁。头晕耳鸣有年。体质虚弱，形体消瘦，头晕目眩，视物不清，两目干涩发黄、迎风流泪，口苦咽干，周身乏力。尤以下肢较著。辨证：肝肾阴虚、虚火上炎。立法：补益肝肾、滋阴清热。方药：生石决明30g（先煎），沙白蒺藜各9g，枸杞子15g，杭菊花12g，粉丹皮12g，生龙牡各30g（先煎），盐知柏各9g，杭白芍12g，大生地30g，杜仲炭12g，川怀牛膝各12g。7剂。

二诊：药后自感气力有加，两目干涩减轻，唯耳鸣仍作，声小如丝，舌脉同前，上方加净蝉衣6g，灵磁石9g（先煎），女贞子9g。7剂。

三诊：药后余症悉减，时有迎风流泪之感，耳鸣时有减轻，舌红，苔薄，脉象弦细稍数，上方加减连进三十余剂而愈。

4. 于某，女，34岁。耳鸣已近2年，刻下：耳鸣如蝉，连续不断，夜间加重，声音较白天为重。每次行经头痛，经期后错，有块暗红，且伴腹痛，舌苔薄白，脉沉弦涩滞。屠老认为，耳鸣日久，入及血分，脉涩滞为血虚瘀滞。遂辨：血脉瘀滞，清窍失荣。立法：活血化瘀，通络荣窍。方药：大当归12g，粉丹皮10g，木通6g，升麻3g，柴胡6g，桃仁、红花各9g，苏木9g，络石藤9g，丝瓜络9g，赤芍9g，吴萸炒黄连6g。7剂。

二诊：药后症状同前，经血未潮，舌脉同前。上方再进7剂，另配妇女得生丹1丸，每日两次。

三诊：药后症状未有明显好转，月经来潮、有块、色黑紫，腹痛下坠，舌脉如前。上方加大黄炭6g，泽兰叶9g，净蝉衣6g。7剂。

四诊：药后稍感夜间耳鸣减轻，月经停止，睡眠饮食正常，舌苔薄白，脉沉细涩。屠老认为，瘀血渐开，耳窍渐通，上方继服14剂。

五诊：药后夜间耳鸣声小而时有发作，白天耳鸣也略有减轻，闲时有感，忙时不显，上方又连进二十余剂，耳鸣停止。

按：屠老认为，耳鸣耳聋一证，实证宜治，见效也快。虚证难调，收效也缓。虚证非一日所损，故治疗也非一日见功。前番论及耳鸣与肝肾之精液、津血有关，然在例四病证中可以看出，瘀血阻于清窍者有之，故采取活血祛瘀，上通清窍之法，使瘀去生新，血脉自得其养而耳鸣得蠲。

口眼歪斜

一、病因病机

面肌痉挛相当于中医学的"面瘫"、"歪嘴风"、"口眼歪斜"等范畴。屠老认为，此病之因，大多与感受寒凉、居处潮湿、汗出当风、露宿受风、情志不遂、嗜酒过度、肥甘厚味等有关。其病机皆因伤及颜面之络脉，造成气血瘀滞，络脉不通失养而致面肌痉挛（抽掣）。

二、辨证论治

屠老根据临床治疗观察，特拟定处方如下：香白芷、白僵蚕、白附子、制全虫、丝瓜络、橘络、白菊花为基本方。颜面乃阳明胃经之所络，故施以白芷直达颜面；丝瓜络、橘络以通阳明经络之滞；白菊花以散外风之弊；僵蚕、全虫以平肝息风为用；白附子以祛外寒之祟。若风寒束表较著加荆芥穗（后入)、川羌活；风热较重加青防风、南薄荷（后入)、蔓荆子；左侧偏头痛加川芎、当归；右侧偏头痛加夏枯草、生石决明；前额痛甚加苦丁茶、密蒙花；头顶痛加藁本、白蒺藜；迎风流泪加谷精草、青葙子；颜面抽掣较重且伴发热，肝风内动者加明天麻、地龙、生龙齿、紫贝齿，更甚者加羚羊角粉（冲)、生龙牡；抽掣较重发凉畏寒者加生麻黄、桂枝；颜面麻木者加鸡血藤、络石藤；口角流涎加青防风、焦白术；白痰稀清量多加法半夏、白芥子；黄痰黏稠壅盛加胆南星、甜葶苈；病久面歪者加当归尾、赤芍、桃仁、红花。

三、病案举例

1. 邹某，女，36 岁。面肌痉挛（抽搐）二月余。2 月前正值盛夏，天气异常炎热。晚间洗浴后，开窗便睡，醒来颜面左偏，牵及左肩臂疼痛沉重不得抬举。经治肩臂疼痛缓解，行动自如。唯颜面仍歪，时有抽搐牵及左眼，伴有迎风流泪，口角缝紧张劳累后则有抽搐，并有流涎。刻下：颜面无汗，抽搐恶风，睡眠不实，心烦易怒，不思饮食，胸闷气粗，二便尚调，舌质红，苔黄厚腻，脉象沉弦滑数。遂辨：湿热内蕴，外受风寒。立法：清热利湿，祛风通络。方药：香白芷 9g，丝瓜络 9g，橘络 9g，制全虫 6g，白附子 9g，白僵蚕 9g，白菊花 9g，藿香、佩兰各 9g（后入），荆芥穗 9g（后入），绵茵陈 30g，胆南星 6g，生薏仁 30g，生牡蛎 30g（先煎）。4 剂。

二诊：药后颜面稍有汗出，自感颜面较前稍有松快，但仍感恼闷气粗，心烦易怒，睡眠不实，舌苔渐退，脉象沉弦滑数。上方加焦栀子 9g，粉丹皮 9g，广郁金 9g。继服 7 剂。

三诊：药后抽搐稍减，余症皆轻。上方加减又进三十余剂，并配合针灸治疗，基本痊愈。

2. 吴某，女，37 岁。素体阴虚肝热，因月事来潮，身受雨淋，继而头晕头痛且沉重，牵及颈项强直不适，至今已有半年。刻下：颜面左偏且伴抽搐，汗出恶风，麻木不仁，闭目露睛，两目干涩，口苦口干，纳呆乏力，大便干结，小便短赤，舌质红，苔薄黄干，脉象沉弦细数。辨证：阴虚血亏，肝热化风，寒滞络脉。立法：滋阴养血，清热息风，佐以散寒通络。方药：净蝉衣 6g，川羌活 9g，荆芥穗 10g（后入），香白芷 9g，蔓荆子 9g，藁本 6g，大当归 12g，鸡血藤 30g，明天麻 12g，生龙牡各 30g（先煎），白附子 9g，丝瓜络 9g，白僵蚕 12g，全虫 6g。3 剂。

二诊：药后头晕头痛沉重稍减，余症仍作。观舌质红，舌下静脉瘀黯，脉象沉弦细数。上方继服 7 剂，另配复方羚羊角冲剂，每日两次，每次 1 袋冲服。

三诊：头痛头晕沉重已渐好转，颜面抽搐稍轻，汗出减、恶风轻，仍感颜面似有虫爬，且伴麻木，两目干涩，纳呆乏力，大便 2~3 日 1 次、奇臭异常，小便色黄，舌脉同前。上方减蔓荆子、藁本、羌活，加青防风10g，桃红各9g，枸杞子12g，杭菊花12g，生麦芽30g。7剂。

四诊：药后颜面麻木再减，两目干涩稍好，尚能饮食，颜面抽搐同前，睡眠露睛稍减，上方继服21剂，另配小黑豆衣50g，分装在两个豆包布内，放锅内蒸热，趁热外敷患侧，每日数次，并紧关门户、紧闭风寒、颜面汗出溱溱为度。配合针灸治疗，每周2次。

五诊：时隔二十余日复诊，自述诸症均较前大有转机，继服上药，按上法运用，经过近3个月治疗，基本恢复如初。

3. 刘某，女，42岁。因暴怒后，又洗沐头面受风致右侧颜面歪斜，且伴右眼及右眼睑抽搐已近1个月。每受凉加重，得热稍缓，时有头晕眠差，口苦恶心，纳呆泛酸，胸胁胀满且窜，心烦不安。舌质淡红、苔薄黄略滑，脉象细小无力。屠老认为，此乃血虚肝郁，郁而化热，寒湿遏阻，络脉不通。法以舒肝解郁、清热散风、养血通络。方药：醋柴胡9g，合欢皮15g，焦栀子12g，粉丹皮12g，生赭石20g（先煎），青防风12g，净蝉衣6g，川羌活9g，广郁金9g，吴萸炒黄连6g，乌贼骨15g，生麦芽30g，杭菊花9g，代代花9g，生龙牡各30g（先煎）。4剂。

二诊：药后胸胁胀满且窜大有好转，泛酸已止，口苦稍轻，情志暂安，舌脉同前，上方加决明子12g。7剂。

三诊：上述症状大减，唯颜面牵及眼睑抽搐不减，舌质红，苔薄黄，脉象细小稍数，病邪渐退，阴液未复，血脉未和。遂辨：血虚化风，阴虚失潜。立法：滋阴清热，养血息风。方药：明天麻12g，白蒺藜9g，生石决明24g（先煎），女贞子9g，旱莲草9g，粉丹皮12g，大生地15g，白附子9g，白僵蚕12g，制全虫6g，丝瓜络9g，香白芷6g，大当归12g，生龙牡各30g（先煎）。14剂。

四诊：药后颜面抽搐稍减，眼睑抽搐明显减轻，舌质红，苔薄润，脉象沉细。上方又进二十余剂，并嘱患者熬其第三煎药液，用以熏洗，并紧闭风寒，经治恢复已如常人。

按：屠老认为，颜面乃属心胃之经，为火之位，阳居者也。一般出现此疾，大多为阳热亢极，化热生风。或血虚或阴虚，此为内因。正如《内经》所言："邪之所凑，其气必虚。"因其局部气血不足，脉络空虚，此时或感风、寒、湿之邪之外袭，或情志抑郁，气机不调，都可导致营卫失和、络脉阻滞、郁而化热生风。正如《内经》云"诸风掉眩，皆属于肝"，以及"风胜则摇"，经络失养而现口眼歪斜，抽搐麻木。其治疗当以祛外邪为先，待外邪尽荡，唯有虚者，再采取养血、养阴、调和营卫、活血通络等法，才能收到治疗效果。

中　风

中风是以猝然昏仆、不省人事，伴有口眼歪斜、语言蹇涩、半身不遂，或不经昏仆而仅以半身不遂为主症的一种疾病。

屠老认为，诱发此病之因颇多，与恼怒、过劳过累、嗜酒无度、风寒束络或房事不节、淫欲过度等有关。

一、辨证论治

（一）中经络

1. 肝阳上亢、风火上扰　半身不遂兼有头痛眩晕，面红耳赤，口苦咽干，心烦易怒，便干溲赤，舌红或红绛，舌苔薄黄，脉弦有力。立法：平肝潜阳，息风通络。方药：生石决明、生龙牡、双钩藤、沙白蒺藜、杭白芍、青防风、杭菊花、南薄荷、粉丹皮、焦栀子、淡木通、谷精草。

2. 湿热壅滞、风痰上扰　半身不遂兼有头晕目眩，咯痰不爽，腹胀便干，舌质红，苔黄厚腻，脉沉滑而大。立法：清热利湿，祛风涤痰。方药：鲜芦茅根、大瓜蒌、滑石块、青竹茹、茯苓块、胆南星、九节菖蒲、广郁金、生牡蛎、二风藤、络石藤、竹沥水、丝瓜络等。

3. 气虚血瘀、脉络痹阻　半身不遂兼有面色苍白，乏力气短，心悸自汗，口角流涎，手足肿胀，舌质淡黯，苔腻或薄白，脉沉细或弦细而缓。立法：益气化瘀，活血通脉。方药：太子参、炙黄精、全当归、桃仁、红花、泽兰叶、苏木、赤芍、淡木通、赤小豆、漏芦、路路通、茯苓块、车前子等。

4. 阴精不足、虚风内动　症见半身不遂，失眠烦躁，眩晕耳鸣，手足心热，舌质红绛或暗红，少苔或无苔，脉弦细或数。立法：养阴益精，清热息风。方药：天麻、生石决明、莲子心、白蒺藜、净蝉衣、女贞子、杭白芍、大生地、粉丹皮、黑桑椹、地骨皮、北沙参、生龙牡、霜桑枝。

（二）中脏腑

1. 风火上扰、清窍失濡　主症：肢体强痉拘急，眩晕麻木，时伴头摇，便秘溲赤，舌质红绛，苔黄腻而干，脉弦大滑数。立法：清热荣窍、息风止痉。方药：明天麻、生石决明、杭白芍、白僵蚕、全虫、当归、葛根、杭菊花、生龙牡、鸡血藤、熟军、冰片、双钩藤等。

2. 痰湿蒙蔽、经络失养　主症：肢体松懈，瘫软不温，甚则四肢逆冷，唇黯面白，痰涎壅盛，舌质淡黯，苔白腻，脉沉滑或沉缓。立法：祛痰除湿，温通经脉。方药：麻黄、苍术、白芥子、络石藤、宣木瓜、茯苓、霜桑枝、鹿角胶、生薏仁、丝瓜络、伸筋草、制附片等。

3. 痰热内闭、心窍不开　主症：起病急骤，痰多鼻鼾，肢体强痉拘急，烦躁不宁，颈强身热，甚则手足逆冷，抽搐频繁，大便干结，小便短赤，舌质红绛，苔褐黄干腻，脉弦滑数。立法：豁痰开窍，清热宁神。方药：羚羊角粉、广角粉、胆南星、天竺黄、广郁金、九节菖蒲、生龙牡、生紫贝齿、煨葛根、青礞石、青竹茹、千佛草、生藕节、莲子心等。

4. 元气欲脱、神不守舍　主症：两手撒脱，肢冷汗多，两目无神，甚则周身湿冷，二便自遗，舌痿，舌质紫黯，苔白腻，脉沉细或沉微。立法：温阳救逆，益气固脱。方药：高丽参、山萸肉、制附子、肉桂心、川黄连、生龙牡、淡干姜（炒）、杭白芍、云苓块、五味子等。

二、病案举例

1. 邹某，男，68岁。形体盛实，头晕而昏，舌蹇不语，口角流涎，面目红赤，四肢麻木，行路不稳，口淡，苔黄腻，脉弦硬。屠老遂辨：痰湿壅盛，肝阳上亢。立法：化痰利湿平肝潜阳。处方：灵磁石15g（先煎），钩藤9g，刺蒺藜9g，白僵蚕9g，明天麻9g，茯神木12g，制半夏9g，白术9g，石菖蒲9g，决明子15g。7剂。

二诊：服药后，头昏好转，唯大便欲解时失禁，呃逆频作。上药加川黄连6g，木香9g，紫苏梗叶各9g，炒山药9g。7剂。

三诊：服药，四肢和利，大便下止，上方减磁石、刺蒺藜、广木香，加桃仁12g，红花9g，鸡血藤30g，杜仲炭15g。前后又进二十余剂而病愈。

2. 卞某，男，51岁。2周前无明显诱因，猝然昏仆不省人事，急扶入院请西医救治，醒后左侧肢体不遂。症状尚无明显好转，头右侧偏痛，面红目赤，口眼歪斜，心急易怒，口苦恶心，舌红，苔黄腻，脉弦滑数。辨证：肝阳上亢，痰热阻络。立法：平肝息风，祛痰清热，佐以通络。处方：羚羊角粉0.6g（冲），生石决明30g（先煎），生牡蛎30g（先煎），焦栀子9g，枯黄芩9g，清半夏12g，胆南星6g，双钩藤12g，润元参12g，制龟板15g，淡木通6g，川牛膝9g，天竺黄9g，粉丹皮12g，丝瓜络9g。4剂。

二诊：药后头痛已愈，面赤稍退，神情好转，大便畅通，唯口中发酸，呃逆频作，上方去元参、龟板、生牡蛎，加代赭石18g（先煎），柿蒂6g，苏梗9g。3剂。

三诊：口苦发酸已愈，呃逆已止，双上肢活动好转，左下肢时麻，目多眵泪，舌苔已退稍黄，脉象弦滑略数。再拟方，灵磁石30g（先煎），生石决明30g（先煎），生牡蛎30g（先煎），白蒺藜9g，双钩藤12g，胆南星6g，青竹茹9g，牛膝9g，宣木瓜12g，鸡血藤30g，杭菊花12g，杭白芍12g，生麦芽30g，青葙子9g，云茯苓12g。7剂。

四诊：上方7剂后，尚能由床起来，步行数步至椅子上坐，眵泪已止。上方又继服14剂，已能依杖而行。

3. 陈某，男，54岁。脑血栓形成一月余。右半身瘫痪，语音不清，胸闷心烦，咽干思饮，小便短赤，舌红，苔薄少津，脉沉细而涩。证属阴虚阳亢，内风暗动，血滞经脉。立法：平肝息风，养阴益血，活血通脉。处方：枸杞子9g，炒赤芍12g，制龟板9g，牛膝9g，豨莶草30g，大生地9g，盐知母12g，大当归9g，广郁金9g，紫丹参9g，焦栀子9g，淡木通6g，天花粉9g。4剂。

二诊：药后，语言清，烦热退，诸症同前。上方加橘络6g，广地龙6g。再进7剂。

三诊：药后患侧肢体自感轻松，搀扶已能缓步而行，胸部快然，咽干好转，上方再进14剂，并配六味地黄丸，每日2次，每次1丸。

四诊：药后肢体基本恢复正常，别无任何不适，按上方加丸药服十余天而愈。

按：屠老认为中风一证，为本虚标实，上盛下虚之候。本为肝肾不足，气血衰少；标为风火相煽，痰湿壅盛，气血郁阻。在治疗时要根据具体病情，参合四诊，详审病因，抓住主要病灶，尤其在恢复期不可过用寒凉，以免造成寒滞经脉，而影响功能恢复。

中风包括中络、中经、中腑、中脏。轻者口眼歪斜，肌肤麻木，重者卒然昏仆，不省人事，甚则危及生命。相当于现代医学所指的“脑血管痉挛”、“脑血栓形成”、“脑栓塞”、“脑溢血”等病。据临床观察，其发病率很高，病理机制很复杂。历代医家及经典多有论述，《金匮要略》云：“夫风为之病，当半身不遂。”《素问·调经论篇》云：“血之与气，并走于上，则为大厥。”医家有“心火暴盛”、“痰湿生热”、“正气自虚”、“本病皆内伤积极，颓败而然，原非外感风寒所致”等言。所以，凡此病者，多以素不能慎，或七情内亏于前，阳损于后，阴陷于下，阳泛于上，以致阴阳相失，精气不交，以及“肥人多有中病，以其气盛于外，而欠于内也”。由于致病因素不同，所反映的症状缓急轻重亦不一，故治疗谨遵“伏其所主，先其所因”之原则，辨证施治，千万不可盲目地机械地按一定模式去生拉硬套，一见中风便施以活血化瘀、通经活络、兼以补气的补阳还五汤即所谓的流行方。殊不知病有在气、在血、在阴、在阳之不同，比如“脑溢血”，或在内囊、桥脑、小脑部位不同，但其病本皆因出血造成，属于异病同治之范畴。倘若不明确其病理机制的变化，而妄投补阳还五汤以益气活血、化瘀通脉之品，岂不出血更多吗？又比如“小中风”即颜面中风，是外风引动内因而形成的口眼歪斜，病在卫分、气分。法当以祛风于外，息风于内，此为正治之法。如若大量采取活血通瘀之药，岂不由气及血，病势深入于里了吗？故此治疗，其章法须要明晰。

胃痛

一、病因病机

胃脘痛又称胃痛，屠老认为，此病之作正如《内经》所云“饮食自倍，肠胃乃伤”、“水谷之寒热，感则害于六腑”。《脾胃论》指出：“饮食失节，寒温不适，脾胃乃伤。”《难经》云“饮食劳倦则伤脾”。另外，尚有情志抑郁不调，则伤脾胃也，即肝郁乘脾侮胃之说。在病机上，由于脾（土）居中央，有灌溉四旁的生理功能，一旦胃脘疼痛，与其他脏腑相互影响。例如：脾虚失健，阻滞气机，影响到胃；食滞不化，胃失和降，脾气亦伤。又如胃寒胃热，或久病瘀血阻络，都可导致胃络受伤而现呕血便血等变生他症。

二、辨证论治

屠老治病极其重视顾护脾胃之气，谨遵“有胃气则生，无胃气则死”、“人以胃气为本”之旨，故临床治疗百病首以扶土为急务。在具体治疗时常用其以下大法和方药：胃热主以清降泄热，常用橘皮竹茹汤、黄芩汤、清胃散；偏于胃热阴虚，常用竹叶石膏汤，自拟的甘麦海贝散、益胃汤；虚寒胃痛，宜温胃散寒，常用吴茱萸汤、理中汤、良附丸；肝胃不和，主以舒肝和胃，方用金铃子散、柴胡舒肝散；偏于血虚者用加味逍遥丸、四逆散；偏于阴虚者用一贯煎；气滞血瘀者，宜用理气化滞、活血和胃之法，常用和胃散；痰湿壅盛，宜和胃利湿涤痰，方用藿朴夏苓汤、平胃散合二陈丸；食滞不化，宜用和胃化滞消食，主用加味保和丸，偏热者越鞠保和丸；脾胃虚，食积甚，主以扶中气，消食积，常用香砂六君子丸合木香槟榔丸。

在治疗调护期间，屠老针对胃痛（急慢性胃炎、萎缩性胃炎、胃及十二指肠溃疡）的患者特别医嘱，禁忌食用辛辣、膏粱厚味、韭菜、糯米以及煎、炒、烹、炸之食品，去除嗜茶嗜酒之嗜好。采取“以饥方食、未饱先止”，少食零食，按顿用餐的护胃方法，使胃气不伤，胃气得养而达到去病愈疾。

三、病案举例

1. 王某，女，38岁。胃脘痛胀近1个月。时有恶心，呕吐清苦水泛酸，胸脘不适，胃中嘈杂，心中烦急，大便秘结，眩晕口苦，不思饮食，舌红，苔薄黄，脉弦滑数。证属肝热上犯，胃失和降。立法：清肝泄热，和胃降逆。方药：赭石24g（先煎），旋覆花9g（包），川黄连6g，吴茱萸6g，川楝子9g，元胡索9g，枳实9g，清半夏12g，生姜片6g，青竹茹10g，苏叶梗各9g，广郁金9g，杭白芍12g，云苓块15g，大瓜蒌30g。4剂。

二诊：药后呕逆减轻，腹胀稍减，大便快然，唯胃脘部时有疼痛，时泛酸，口渴喜饮，舌脉同前。上药加梭罗子9g，煅瓦楞9g，乌贼骨15g。7剂。

三诊：药后胸脘憋闷大减，呃逆呕吐已止，口渴口干，午后明显，舌质红，无苔，脉弦细数。此乃郁久化热，胃阴受损。治宜甘酸生津，柔肝和胃。方药：甘草9g，麦门冬15g，川贝粉（冲）6g，盐知母9g，肥玉竹12g，天花粉15g，生谷麦芽各10g，北沙参12g，淮山药12g，大生地15g，粉丹皮9g，莱菔子12g，白豆蔻9g。7剂。

四诊：药后心烦口渴已除，胃痛未作，舌质稍润，苔薄微黄，脉弦细稍数。守上方又进10剂而安。

2. 黄某，男，38岁。平素性情暴躁，近2周因情志抑郁而发病。现症：脘胁不适，疼痛且胀，时有嗳气吞酸，口苦纳差，头目眩晕，心烦不寐，小便短赤，大便不调，舌质略红，苔黄根部较厚，脉弦数。辨属肝气犯胃。治宜舒肝和胃。方药：醋柴胡9g，川楝子9g，元胡索9g，杭白芍9g，野于术

9g，川黄连 6g，吴茱萸 3g，海螵蛸 15g，青陈皮 6g，生麦芽 30g。4 剂。

二诊：药后，胃痛稍差，但两胁掣痛如针刺，纳食不振，舌脉同前。上方加川郁金 9g，桃仁、红花各 12g，大当归 10g，没药 9g。7 剂。

三诊：药后脘胁胀痛均见减轻，嗳气吞酸已除，唯食纳欠佳，舌苔薄黄，脉弦细。宗上法加缩砂仁 6g（后入），建神曲 15g。7 剂。

四诊：现脘胁疼痛已蠲，纳食如常，投与加味逍遥丸 1/3 袋，加味保和丸 6g，日服 2 次，早晚饭后服用，已恢复如常人。

3. 李某，女，33 岁。胃脘疼痛有年，每因情志不畅加重，嗳气泛酸，胃痛连胁，大便腥气异常，色黑如酱，舌苔黄腻，脉弦数且沉。大便常规：潜血（+ + + +）。辨证：肝郁气滞，化热伤络。治宜理气化瘀，和胃止血。方药：紫丹参 15g，白檀香 6g，三七粉 3g（冲），仙鹤草 32g，侧柏炭 15g，生赭石 15g（先煎），吴萸炒黄连 6g，缩砂仁（后入）6g，白及粉 3g（冲），醋柴胡 9g，杭白芍 15g。4 剂。

二诊：药后，脘胁胀痛稍缓，大便仍不通畅，大便黑色已浅，口微渴不欲饮，仍有泛酸，苔黄厚，脉弦稍数。宗上方加海螵蛸 15g，桃仁 9g。7 剂。

三诊：药后胁痛已止，胃脘时有隐痛，再施与健脾和胃，行气化瘀之品。上方 7 剂。另配和胃散，以资巩固。

4. 丁某，女，32 岁。素喜生冷食物，此次正值夏令，进食生冷、冷饮、瓜果无度，以致胃脘疼痛。刻下：呃逆嗳气，喜暖喜按，得热稍减，不思饮食，神疲力乏，二便如常，舌淡，苔薄白，脉沉细。遂辨：脾胃虚寒，中运失健。立法：温中散寒，健脾和胃。处方：丁香 6g，柿蒂 9g，高良姜 9g，白檀香 6g，化橘红 9g，大红枣 6g，吴萸炒黄连 6g，焦白术 10g，云茯苓15g，清半夏12g，台乌药9g，伏龙肝9g。4剂。

二诊：嗳气呃逆已轻，仍感胸闷不舒，食少乏味，苔白微腻，脉沉细。宗上法加缩砂仁（后入）6g，藿香梗9g。7剂。

三诊：药后闷胀大减，无恶心呃逆，饮食渐增，气力有加，后改丸药。香砂养胃丸6g，加味保和丸6g，早晚饭后服用。

按：屠老认为，胃脘痛一证，其病因很多，所见临床症状不同。其可以一种病证单独出现，亦可以作为一种症状与其他症状同时出现。临证时一定要遵“伏其所主，先其所因”之旨。也就是说要审证求因，抓住主要矛盾。在辨证施治时，一定要用阴阳、寒热、表里、虚实八纲作为辨证基础，也就是说要抓住疾病的本质。再者要根据五行“生克制化”的演变规律，比如《金匮要略》所言“见肝之病，当先实脾”，也就是说有病治病，无病先防。因为临床出现的病机变化，所引发的症状千头万绪，错综复杂。所以提示我们在治疗时，首先要注意保护调养后天之本——脾胃。在具体用药时，要视病情的变化，结合体质的强弱，年龄的大小，病程的长短，正邪的盛衰，寒热的多寡，耐药的程度，加减化裁，灵活运用，切忌“虚虚实实”之弊。另外，在治疗时，还要根据四时节气的影响，春夏秋冬的变化，比如例四患者，正值夏令，进食生冷瓜果无度，造成中阳失健，且外受暑热夹湿的胁迫，所以在治疗时，既要考虑到暑湿的一面，又要照顾到口食冷物，寒湿困脾的一面。除此之外，还要掌握疾病的发展规律：一般疾病之初，初犯在气，日久入血，且胃腑又是“多气多血之腑”，所以长时间的胃脘痛，在用药上配合紫丹参、大当归之属，收效更捷。

反 胃

屠老认为，反胃一般来说与寒热虚实、肝胃失和有关，由外受风寒、胃内湿热、胃中虚寒、肝气上逆、胃气失降而造成。

一、辨证论治

1. 外受风寒 症见食后外出，徒感寒凉，或风餐露宿，出现胃脘胀满或痛，时恶心欲呕，口泛清水，淡而无味，大便或调或溏，小便清长，舌淡，苔薄白水滑，脉象浮弦。立法：祛邪和胃。方药：紫苏9g，白檀香9g，生姜片9g，法半夏12g，茯苓块15g，草豆蔻12g，广陈皮12g，吴茱萸6g，焦白术12g，川厚朴9g，藿香梗9g。若恶寒无汗加青防风12g，荆芥穗12g（后入）；胃冷疼痛加高良姜9g，香附米9g；胃脘胀痛、嘈杂纳呆加焦三仙30g，炙鸡金9g，炒莱菔子12g。

2. 胃蕴湿热 症见胸脘痞满，纳呆厌油，恶心呕吐，口中黏腻，口渴不欲饮，大便不爽，小便短赤，舌苔黄腻，脉象滑数，时伴呕吐黏液发甜腐味。立法：清热利湿。方药：藿香梗9g，佩兰叶9g（后入）白豆蔻12g，枯黄芩9g，川黄连6g，苏叶梗各9g，绵茵陈30g，六一散15g（包），姜半夏12g，云苓块15g，枳实9g，川厚朴9g；若胸脘痞满较著加广郁金9g，生牡蛎30g（先煎）；纳呆加生谷麦芽各10g，莱菔子9g，莲子肉9g，阳春砂6g（后入）；大便黏腻加秦皮9g，生薏仁15g，胡黄连6g；小便短赤加车前子15g（包），猪苓12g，川萆薢12g。

3. 脾胃虚寒 症见胃脘冷痛，喜暖喜按，口泛清水，脘腹胀满，食欲不振，气短乏力，口干不欲饮，大便偏溏，小便清长，舌质淡，苔白滑，脉象细弱少力。立法：温中散寒。方药：桂枝6g，杭白芍15g，吴茱萸6g，白檀香9g，云苓块

15g，太子参12g，阳春砂6g，沉香曲6g，荜澄茄6g，焦白术12g；若口泛清水较重加姜半夏12g，淡干姜9g，草豆蔻9g；胃痛较著加元胡9g，没药9g；大便偏溏加炒薏仁15g，伏龙肝12g，炒白芍12g；胃腹冷甚加炮附子9g（先煎），台乌药9g，小茴香9g。

4. 肝气上逆　症见头晕头痛，心急易怒，胸胁胀满时痛，恶心欲呕，口泛酸水，烧心纳呆，大便或干或不调，小便短赤，舌苔薄黄，脉象弦滑数。立法：平肝降逆。方药：旋覆花9g（包），生赭石24g，川黄连6g，吴茱萸6g，煅瓦楞12g，梭罗子9g，海螵蛸12g，生牡蛎30g（先煎），生姜片6g，鹅枳实12g，莱菔子12g，川厚朴10g，清半夏12g，云苓块12g。若头晕头痛明显者加生石决明30g（先煎），白蒺藜9g，杭菊花12g；胸胁胀痛较甚加川楝子9g，元胡索9g，青陈皮各6g，玫瑰花9g；腹部胀满加川厚朴9g，大腹皮12g，盐橘核12g；心急易怒加焦栀子9g，粉丹皮12g，合欢皮12g。

二、病案举例

1. 姜某，女48岁。胃病史十余年。近1个月来腹痛加重，胀满拒按，2天来胃脘不适，每每食后呕吐胃内容物，其味酸腐，夹杂痰涎较多，口干不欲饮，大便干结、几日一行。舌质红，苔根较腻，脉象弦细且沉。屠老认为，此乃肝热犯胃，胃气不降，肝在味为酸，肝气横逆于胃，故胃腹痛胀泛酸。故采取清肝和胃，化饮通泄之法。方药：制半夏12g，云苓块15g，川黄连6g，吴茱萸3g，苏叶梗各6g，枳实9g，莱菔子12g，腹皮子各6g，川厚朴9g，川椒目6g，生大黄6g，煅瓦楞9g，海螵蛸15g。3剂。

二诊：药后腹痛已蠲，但仍感不适，恶心呕吐已止，饮食渐开，大便偏溏，舌苔根腻渐退。屠老认为，肝热稍减而痰饮渐祛。上方加车前子15g（包）。7剂。

三诊：症状大减，呕吐未作，大便正常饮食大增，食后无任何不适，唯小腹时有胀气，口中略有痰涎，舌质红欠津，脉象细而稍弦。屠老再拟以和胃化饮、疏肝理气之法。药如：川黄连3g，吴茱萸3g，茯苓块12g，制半夏9g，大腹皮10g，香佛手6g，清半夏9g，炒枳壳9g，川石斛12g，麦门冬12g，白豆蔻12g，川厚朴9g，广陈皮9g。再进7剂而愈。

2. 徐某，男，36岁。胃痛7~8年，曾于前年胃镜检查提示：十二指肠球部溃疡。经中西医治疗，疗效不显。近2月来加重，泛酸烧心，非服碳酸氢钠而酸不止，尤以饥饿时吞酸更甚，食后稍减。胃脘部自感畏寒喜暖，午后时有胃痛，夜间较重，呃逆嗳气，倒饱嘈杂，口干口渴，不欲饮水，饮食不振，大便不调，小便尚可，舌质红，苔腻白微黄，脉沉弦。屠老认为，十二指肠球部溃疡属于脾胃虚寒，中阳不运，胃气困顿。素来肝气刚烈，木火克土。故吞酸烧心，引起诸症，此例系属虚寒兼肝热乘胃，故当疏肝理气，寒热平调为治。方药：生赭石12g（先煎），旋覆花9g（包），嫩桂枝6g，杭白芍15g，吴萸炒黄连6g，生姜片6g，清半夏12g，云苓块15g，缩砂仁6g（后入），高良姜9g，煅瓦楞12g，海螵蛸15g，川楝子9g，元胡索9g。3剂。

二诊：泛酸烧心明显缓解，胃脘胀痛减轻，呃逆嗳气好转，唯口苦纳呆。上方加青竹茹9g，生谷麦芽各12g。7剂。

三诊：药后症状大减，饮食稍进，口苦减轻，白天胃痛基本控制，唯空腹及夜间仍有疼痛，稍有吞酸，舌质红，苔薄黄，脉沉弦。屠老认为，寒热平调，肝胃和畅，但脾胃素弱。上方加减再施：生赭石9g（先煎），桂枝3g，大当归12g，杭白芍12g，麦门冬10g，阳春砂6g（后入），生白术10g，吴萸炒黄连6g，高良姜9g，没药9g，海螵蛸12g，元胡索9g，炙黄精9g，白檀香9g。7剂。

四诊：药后夜间及空腹疼痛稍平，吞酸已止，饮食好转，诸症再减。上方加减再进三十余剂。复查胃镜：十二指肠球部溃疡消失。后予服香砂养胃合越鞠保和丸，以善其后。

3. 刘某，女，47 岁。慢性胃炎十余年，形体消瘦，形寒肢冷，尤以胃脘部畏凉，自做小棉袋裹缚于胃部。近 3 月加重，3 月前于行经期间，冷水洗物，突感腹痛凝滞，继而牵及胃胀疼痛，口泛清水不止，时有呃逆，稍食不适则呕吐痰涎及胃内容物，口淡不渴，大便偏溏，舌淡，苔薄白滑，脉象沉细弱无力。屠老认为，此患者由于长期脾胃失健，造成中气不足，气虚累及阳虚，阳虚气不化水，水湿内停，困于中州。治法当拟补中益气，温阳利水。方药：云苓块 20g，嫩桂枝 6g，淡干姜 6g，炮附子 9g（先煎），白术 12g，阳春砂 6g（后入），太子参 15g，广木香 9g，草豆蔻 12g，炙黄精 9g，炒白芍 15g，炒薏仁 15g，白檀香 6g。5 剂。

二诊：药后胃痛减轻，大便仍溏，口泛清水不止，腹部疼痛缓解，舌脉同前。屠老认为，脾虚不摄津，则清水较多。然风能胜湿，升能散湿。故上方加青防风 12g，伏龙肝 12g，炒山药 24g。7 剂。

三诊：口泛清水好转，大便初硬后溏，舌脉同前。屠老认为，综上所视，说明脾阳来复，中气渐强。上方加减又进五十余剂。另配附子理中丸、香砂健脾丸以巩固疗效，患者基本痊愈。

按：屠老认为，反胃是临床常见的一种病，经过观察，属于胃虚失降，肝气上逆者较多。临证时要首先明辨寒热虚实，寒者温之，热者清之，虚者补之，实者泻之。另外尚要根据错综复杂的症候群，进一步推敲虚中夹实、实中夹虚、寒热混杂、阴阳反逆等特殊的病理表现，施以相对的辨证施治，方能起效。

呃 逆

呃逆是指气逆上冲，呃呃连声，声短而频，不能自已的一种病证。屠老认为，本病大多由于风邪、寒邪、气郁、食滞、胃寒、胃热，或下焦虚寒，或焦（肾阳）亏损，或重病后正气衰弱而致的胃气失和、上逆动膈而产生。

一、辨证论治

1. 风寒袭胃型　其症为呃声大而有力，遇寒加重，得热稍缓，甚则随呃声而带有胃中食物溢出，舌苔薄白滑，脉浮弦。方药：苏叶梗、青防风、公丁香、柿蒂、枳实、生赭石、旋覆花（包）、生姜片、莱菔子、云茯苓。

2. 风热犯胃型　其症为呃声频作，声响而有力，得热加重，喜凉拒按，口苦心烦，便干溲赤，舌红，苔薄黄，脉象浮滑数。方药：青防风、生赭石、旋覆花（包）、川黄连、紫苏梗、青竹茹、生石膏（先煎）、莱菔子。若胃火炽盛，口臭烦渴，胃满且胀可加黄芩、熟大黄。

3. 肝气上逆型　其症为呃逆连声，短频有力，胁肋作胀，情志不畅则发作，伴有恶心，口苦食少，舌苔薄白或黄，脉弦滑数。方药：生赭石、旋覆花（包）、霜桑叶、枳实、生牡蛎、沉香曲、佛手片、广郁金、川厚朴、醋柴胡、吴萸炒黄连。若胁肋胀痛较著者加川楝子、元胡索、青陈皮。

4. 湿热内蕴型　呃逆时作，胃脘胀痛不适，口苦且黏，口干不欲饮，胸部痞闷，大便黏腻不溏，舌苔黄腻，脉象濡数。方药：藿香梗、佩兰叶、川黄连、白豆蔻、苏叶梗、生薏仁、清半夏、白通草、云茯块、绵茵陈、川厚朴、青竹茹、广郁金。若大便黏滞不调，小便短赤而浊者，加川萆薢、赤小豆、胡连。

5. 脾胃虚寒型　呃声低微无力，气短乏力，面色苍白，四肢欠温，纳呆便溏，舌淡，苔白，脉细弱少力。方药：桂枝、白芍、淡干姜、缩砂仁、焦白术、云苓块、吴茱萸、台乌药、淮山药、广木香、川黄连、伏龙肝。若呕逆较甚者加丁香、柿蒂、花椒，若气短乏力较重者加人参（另兑）、炙黄精。

6. 食滞胃脘　呃声频作有力，口臭纳呆，嗳腐吞酸，脘腹胀满，大便臭秽，舌苔厚腻，脉滑数。方药：青连翘、焦三仙、广陈皮、炙鸡金、白豆蔻、焦白术、焦槟榔、隔山消。

7. 胃阴不足型　胃脘部发热，呕逆时作，声小而促，口干喜饮，大便干结，舌红而干，脉细数而沉。方药：肥玉竹、北沙参、麦门冬、大生地、粉丹皮、天花粉、生谷芽、麦芽、川石斛、白豆蔻。若口渴较著者加大乌梅、生甘草。

二、病案举例

1. 张某，男，27 岁。呃逆频作，已十余日。胃脘胀满且痛，不思饮食，自感腹部有气上冲胸脘，大便干结、4 日未行，舌苔厚腻，脉象沉弦数。此属气逆上冲、胃失和降。法拟理气降逆，和胃止呃。方药：旋覆花 9g（包），生赭石 15g（先煎），公丁香 6g，柿蒂 9g，大黄 6g，芒硝 9g，鹅枳实 10g，川厚朴 9g。3 剂。

二诊：药后呃逆即停，胃痛大减，每日排便 4～5 次，腹部不适，舌苔薄腻，脉象沉略数。腑实已通，气逆已平，唯胃肠失和，再施以健胃坚肠之法。方药：广木香 9g，炒白芍 12g，川黄连 6g，吴茱萸 6g，台乌药 9g，茯苓块 12g，大腹皮 9g，缩砂仁 6g（后入），焦白术 9g。再进 4 剂而安。

2. 樊某，男，60 岁。呃逆时作一月余。胃脘胀痛不适，食后胃痛加重，口臭厌食，大便臭秽，舌苔黄厚，脉象沉弦。遂辨：肝胃不和，气食交滞。立法：舒肝和胃，理气消食。方药：醋柴胡 9g，生赭石 15g（先煎），炒枳壳 10g，川厚朴 9g，沉香曲 6g，炙鸡金 9g，白豆蔻 9g，焦白术 9g，生石膏 24g

（先煎），陈香橼9g，焦谷麦芽各12g，炒莱菔子9g。4剂。

二诊：药后呃逆好转，心胸自感舒服，胃疼且胀减轻，胃口渐开，舌苔薄黄，脉象弦数。上方减生石膏加莲子心6g，莲子肉12g。7剂。

三诊：症状大减，后以越鞠保和丸1/3袋，每日2次，早晚饭后服用而鬫。

3. 胡某，女，42岁。呃逆十余日，近日加重，胸闷气促，口苦心烦，不思饮食，时伴恶心，大便不调、时干时溏，舌苔薄黄腻，脉象濡数。证属湿热蕴胃，胃失和顺。法拟清热利湿，和胃降逆。方药：广藿梗9g，佩兰叶9g（后入），生姜片9g（后入），生薏仁15g，宣木瓜9g，白豆蔻10g，滑石块15g，姜半夏12g，云苓块15g，川黄连6g，苏梗子各6g，生扁豆9g。4剂。

二诊：药后口苦心烦，恶心均减轻，呃逆稍好，唯胸部憋闷不减，大便每日2次，泻下黏腻之物，舌脉同前。上方加广郁金9g，嫩苏梗9g。7剂。

三诊：呃逆已止，饮食稍进，舌苔薄，脉滑数。上药又进3剂，以善其后。

4. 关某，女，36岁。半年前行乳房切除术。现症：呃逆频而声小，体瘦神疲，气短懒言，心慌眠差，午后颧热，口干口渴，夜间加重，不思饮食，大便干结，小便短赤，舌红，无苔欠津，脉象沉细数而无力。辨证：气阴两虚，胃津不足。立法：益气养阴，生津止呃。方药：太子参12g，北沙参15g，盐知母9g，大生地12g，粉丹皮9g，肥玉竹9g，耳环石斛9g，缩砂仁6g（后入），淮山药12g，生麦芽15g，麦门冬9g，莲子肉9g。3剂。

二诊：药后自感精神好转，气力有加，呃逆似乎减轻，口干稍轻，大便尚调，舌脉同前。继上方4剂。

三诊：呃逆3日未作，诸症悉减，继服7剂而痊愈。

按：屠老认为，呃逆一证，首辨寒热虚实。呃声连绵不断，且声高有力为实；呃声时续时断，且声小无力为虚。从寒热角度分析：因寒而呃者，多伴有胃寒喜暖，得热则减，遇寒加重，口淡不渴；因热而呃者，多伴有胃感灼热，口渴喜饮，得冷而舒，遇热加重，并口气臭秽，或大便干结。总而言之，呃逆是由气逆于胃，胃气失和，上逆作呃所致。一般采用舒调气机、顺和胃气。因热致发，佐以清热和胃之品；因寒而致，加温胃散寒之药；因肝气乘胃，辅以平肝降气之物；因痰食积滞，增以祛痰消积之属；因瘀血蓄胃，当以理气化瘀之类等等。然若良久方呃，其声小如丝，此乃胃气大败，是土衰之征兆也。参之症状、舌脉，皆一派虚脱之象，治疗必以扶土为急务。阳虚，回阳救逆；阴虚，滋阴和阳；气虚，益气固脱；血虚，养血和营。偏于阳气虚衰者，以人参、高丽参、红参（另兑），以益气回阳；偏于阴虚血亏者，以西洋参、生晒参、沙参（另兑），以益阴养血而济阳。总之要使阴阳平秘，生还有望。

黄 疸

屠老认为，黄疸病因较复杂。因于内者，饮食不节（不洁），肥甘厚味，嗜酒浓茶，七情所伤；因于外者，自然环境的影响，季节气候的变异，六淫侵袭。由此均可导致湿热发黄，火劫发黄，燥热发黄，寒湿发黄以及虚黄等。然黄疸又有阴黄与阳黄之别。阳黄大多湿与热相合，阴黄乃寒湿作祟。

一、施治要则

（一）治黄先解毒 毒清黄自除

1. 化湿解毒 使用芳香化湿或辛凉之品，配合苦寒燥湿，清热解毒药物如：野菊花、藿香、佩兰、茵陈、白蔻、黄连、黄芩等。

2. 凉血解毒 湿热滞于血脉，热盛于湿者，当以清解血中之毒热，常用药物如：板蓝根、白茅根、青黛、草河车、蒲公英、银花、土茯苓、丹皮、大黄、白花蛇舌草等。

3. 泻下解毒 湿热之邪趋于下焦，采以二便通利导邪外出。常用药物：败酱草、秦皮、黄柏、川萆薢、大黄、大豆黄卷、北胡连、白头翁等。

4. 祛湿解毒 “治黄不利湿非其治也”，故利小便是治黄的根本大法。常用药物：车前子、木通、白通草、萹蓄、瞿麦、金钱草、六一散、猪茯苓、赤小豆等。

（二）治黄当治血 血行黄自退

湿热久酿，蕴于血分，故有“瘀热发黄、瘀血发黄”之说，治当以凉血活血温通散瘀之法。

1. 凉血活血 清血中之热，散血中之瘀，使血脉和畅，湿热得除，常用药物：丹皮、白茅根、生地、藕节、小蓟、赤芍、大黄等。

2. 养血散瘀　湿热瘀滞百脉，邪热灼耗阴血，故采用此法。常用药物：红花、益母草、当归、泽兰、郁金、丹参、白芍、香附、阿胶等。

3. 温通化瘀　血寒瘀滞或湿从寒化，血脉瘀阻，当行温阳通脉的药物：嫩桂枝、炮附子、威灵仙等。

（三）治黄要治痰　痰却黄自蠲

湿热蕴结，久酿成痰，痰滞血络，郁而发黄。治当化痰行气，活血祛瘀。常用药物：橘红、瓜蒌、天竺黄、冬瓜仁、杏仁、莱菔子、青礞石、郁金、炙杷叶、旋覆花等。

二、病案举例

1. 姜某，男，32 岁。面目皮肤发黄，腹胀已四月余。查：肝大肋下 2cm，中等硬度，有明显压痛，脾未触及；肝功能化验：ALT570U/L，TB6mg/dl，II32U，A/G3.74/2.12，肝穿刺结果定为中毒性肝炎。刻下面目皆黄，如橘子色，胃脘胀闷，时有恶心，食饮不振，厌食油腻，头晕口苦，两肋刺痛，皮肤瘙痒，夜卧欠安，小便短赤，大便不爽，巩膜黄染，全身发黄，舌质红，苔薄白，脉象沉弦清。遂辨：肝郁气滞，湿毒入血，中气不足。立法：舒肝解郁，清热解毒，活血通瘀，佐以健脾。方药：白花蛇舌草 15g，板蓝根 30g，蒲公英 30g，藿香梗 9g，绵茵陈 30g，制香附 9g，广郁金 9g，泽兰叶 10g，粉丹皮 10g，赤白芍各 12g，六一散 15g（包），焦白术 10g。9 剂。

二诊：药后身目发黄渐退，脘闷胁痛减轻，恶心已止，食量渐增，小便发黄，大便稍软，舌质红，苔薄白，脉沉弦滑。上方再进 14 剂。

三诊：药后身目稍有浅黄，胁痛大减，口淡乏味，食欲不振，时有腹胀，大便稀溏，小便稍黄，舌脉同前。上方减公英加川厚朴 9g，生薏仁 20g，缩砂仁 6g（后入）。7 剂。

四诊：药后自感周身快然，无明显不适，肝功能检查：ALT140U/L，TTT6U，CCFT（－），TB2.5mg/dl，病情好转。

唯右关脉细弱，乃中气不足。上方加炙黄精9g，太子参9g。继服21剂，随访未再复发。

2. 杨某，男，18岁。不思饮食三周余，上月曾感周身不适乏力，不思饮食，口苦恶心，肝区隐痛。检查肝功能：ALT500U/L以上，TTT14U、TBl. 3mg/dl。西医查：肝大肋下2cm，诊为急性病毒性肝炎。舌苔黄腻，脉象弦滑。辨证：肝胆湿热，乘胃困脾，运化失司。立法：清肝利胆，醒脾和胃，健运中焦。方药：茵陈30g，蒲公英30g，虎杖9g，丹皮10g，藿香12g，泽兰12g，六一散15g（包），川黄连6g，紫苏叶梗各9g，吴茱萸3g，川楝子9g，元胡索9g，龙胆草9g，生姜3片。7剂。

二诊：药后口苦恶心稍减，食纳尚好，肝区疼痛缓解但时胀，仍感乏力，睡眠较差，便干溲赤。上方加青陈皮各6g，丝瓜络9g。7剂。

三诊：药后症状大减，舌苔薄白，脉象稍弦且滑。上方继服14剂。

四诊：药后症状进步，唯饮酒食肉过量，恶心欲呕，泛酸烧心，腹胀腹泻，舌苔黄腻，苔心较厚，脉象沉涩且滞。辨证：湿热未除，病遗食复，运化失司。立法：清热利湿，消食导滞，和胃止呕。方药：生赭石24g（先煎），旋覆花9g（包），清半夏12g，茯苓块15g，川黄连6g，紫苏叶梗各6g，炙鸡金9g，焦六曲15g，莱菔子12g，乌贼骨20g，生山楂15g，焦谷麦芽各10g，藿香、佩兰各9g（后入）。7剂。

五诊，药后诸症皆减，继服14剂。肝功能检查，ALT180U/L，TTT7U。后加减再服三十余剂，肝功能正常。

3. 白某，男，37岁。乏力、纳差、厌油三月余。查：肝大肋下1横指；肝功检查：ALT480U/L，TTT16U，TB0. 9mg/dl，II9U。西医诊为：急性病毒性黄疸型肝炎。现症：呕吐反酸，胃痛纳差，腹胀便溏，乏力气短，口苦不思饮，舌苔白，脉弦滑数。遂辨：气阴两伤，脾胃虚弱，湿热蕴郁。立法：补气养阴，健脾和胃，清热利湿。方药：太子参9g，焦白术10g，藿香梗9g，茯苓块15g，姜半夏12g，滑石块15g，吴萸炒黄连6g，广木香9g，大腹皮9g，盐橘核9g，海螵蛸15g，板蓝根20g，梭罗子9g，生薏仁12g，大生地12g。7剂。

二诊：药后胃痛呕吐好转，腹胀便溏减轻，唯口苦纳差，舌脉同前。上方减盐橘核、梭罗子，加莲子肉12g，生谷麦芽各12g，青竹茹9g。7剂。

三诊：上方见效，口苦稍轻，食纳有增，舌脉同前。上方再进14剂。

四诊：自感无任何不适，查肝功：ALT230U/L，TTT12U，II3U。时感气短乏力，咽干口燥，午后低热，头晕眼胀，手脚心热，舌质红，苔薄，脉象沉弦细数。辨证：湿热渐去，阴液未复，气虚未充。立法：益气养阴，清热生津。方药：太子参15g，枸杞子12g，杭菊花9g，粉丹皮10g，野于术9g，朱茯苓12g，朱寸冬12g，地骨皮9g，白蒺藜9g，制龟板9g，天花粉30g，炙黄精9g，滑石块12g。7剂。

五诊：药后诸症悉减，气力有增，睡眠饮食均可，头晕低热稍好。上方加减又进四十余剂，查肝功正常。肝肋下未及。

4. 汪某，男，57岁。肝区隐痛，乏力纳呆二年余。2年前曾患急性黄疸型肝类。肝功能检查：ALT 350U/L，TTT12U，TTTM119U。经过近半年治疗，肝功能检查已恢复正常。但始终乏力纳呆，肝区隐痛，形寒肢冷，面色黯黑，胃寒喜按，呕吐清水，不思饮食，大便稀溏，小便清长。舌淡，苔水滑，脉象沉弦滑缓。辨证：寒湿犯胃，肝胃失和。立法：温中散寒，平肝降逆。方药：生赭石24g（先煎），旋覆花9g（包），吴萸炒黄连6g，姜半夏12g，云苓块15g，伏龙肝9g，高良姜9g，肉桂心3g，制附片6g，青陈皮各6g，白檀香6g，元胡索9g，淮山药12g，缩砂仁6g（后入）。3剂。

二诊：药后恶心呕吐好转，肝区隐痛减轻，余症同前。上方加炒薏仁 12g，焦白术 9g。7 剂。

三诊：药后，饮食渐进，气力有增，偶有后背恶寒，大便软，小便稍见黄色而短，胃痛减轻，舌质淡尖红，苔薄白，脉弦滑缓。寒湿去其大半，阳气稍有来复。上方加薤白头 9g。继服 14 剂。

四诊：精神好转，诸症悉减，背寒减轻，舌脉同前。再服 14 剂。

五诊：3 天前因喝啤酒一杯，转即肠鸣腹泻，气短汗出，舌淡，苔白，脉沉弦缓。辨证：中阳不振，脾虚失健。拟法：温中散寒，健脾止泻。方药：土炒白术 12g，炒山药 12g，炒白芍 12g，草豆蔻 9g，嫩桂枝 6g，荜澄茄 9g，吴茱萸 3g，广木香 9g，川黄连 3g。7 剂。药后随症加减又服用三十余剂，面色正常，康复如初。

按：屠老认为，《灵枢·论疾诊尺》指出："身痛而色微黄，齿垢黄，爪甲上黄，黄疸也。安卧小便黄赤，脉小而清者，不嗜食。"然针对黄疸之因，又有酒疸、谷疸、黑疸等之分，从而说明了引起黄疸的原因是多方面的。根据临床治疗分析：其病因病机大多由于湿热内蕴于血分。湿热又分为湿重于热、热重于湿两类。湿重于热（阴黄）为多，热重于湿（阳黄）为最。湿热是脏腑功能失调而出现的病理产物，所以治疗时，急性黄疸型肝炎初期，大多采用大剂量清热解毒、清热利湿之品，从气分着手，达邪外透，荡邪泻下，此其一也；待湿热渐退，再图以凉血清营，解毒活血之物，以肃血分之毒邪，此其二也；邪去黄自退，若现阴虚血亏，脾胃不和，中气不足，则再缓以清补其虚，以安正气。若无黄疸型肝炎，湿重于热者，治疗大多施与利湿健脾，和胃安中之法，这是祛邪治本之法，因其湿盛，湿为阴邪，其色晦暗无光，故在用药时，当用芳香醒脾，化湿和中，淡渗利湿，活血利湿，健脾利湿。诸如：草豆蔻、藿香梗、佩兰叶、清半夏、云苓块、生薏仁、广陈皮、茅苍术、焦白术、泽兰叶等，并根据"湿得温则行"

的理论，在上述药中，少加些生姜片、桂枝等，以起到祛除湿邪的目的。例一患者，全身黄染，系属肝郁气滞，湿毒入血，中气不足。故谨遵“木郁达之，火郁发之，湿郁利之，脾郁调之”之理，采用舒肝解郁，清热解毒，凉血利湿，健中之法，施以白花蛇舌草、板蓝根、蒲公英、绵茵陈清热解毒；藿香梗、广郁金、焦白术、六一散化湿醒脾；泽兰叶、粉丹皮、赤白芍凉血解毒清热；制香附舒肝解郁，以畅气机，共进9剂，发黄渐退。例二患者，面色黯黑，是由阳黄日久导致阴黄，此系阴累及阳，阳虚而脾虚肾虚寒，肝郁气滞，其治法采用温中散寒，平肝降逆，首选生赭石、旋覆花平肝降逆；姜半夏、云苓块燥湿健脾；伏龙肝、高良姜、肉桂心、制附片温助脾肾，和胃散寒；青陈皮、白檀香、元胡索、吴萸炒黄连舒肝解郁，和血止痛；缩砂仁、淮山药醒脾健胃，以安中气，如此加减而愈疾。所以在治疗黄疸时，不论阴黄、阳黄，定要“先其所因，伏其所主”，精当辨证与治疗，这样收效才大。

胁痛

屠老认为，肝之经络布于两胁，所以肝胆为病或肝气郁结、肝郁血滞、肝胆湿热、肝阴不足、肝血虚亏都可造成肝脉经络失养而产生胁痛。正如《灵枢·五邪》云："邪在肝，则两胁中痛。"《素问·脏气法时论篇》说："肝病者两胁下痛引少腹。"总之，胁痛病因病机较复杂，兹分述如下。

一、辨证施治

1. 湿热瘀滞、肝脉失调　素体阳热偏盛与内湿相合而著湿热，湿热互结，瘀于肝胆，肝脉失调，络脉失和，不通则痛。其症见胸胁胀闷、恶心厌食、呕吐吞酸、腹胀尿黄、大便不爽。胁痛以胀痛为主，舌苔白腻或黄腻，脉象弦滑。治以利湿清热，舒肝止痛。常用药物如：龙胆草、金钱草、绵茵陈、枯黄芩、板蓝根、青黛、虎杖、滑石块等。

2. 肝气郁结、经脉阻滞　暴怒伤肝或郁闷不舒，失于调达，气滞阻络，不通则痛。其特点为两胁窜痛无定处，时痛时止，每遇情绪急躁郁怒则加重，多伴有胸脘胀闷，食欲不振，烦躁易怒，口苦恶心，以叹息为快。舌苔白或黄，脉弦滑。立法：舒肝解郁，理气止痛。方药：醋柴胡、青陈皮、制香附、川楝子、广郁金、合欢皮、生赭石、玫瑰花等。

3. 肝郁血滞、经脉不通　气机失调，肝郁气滞而血行不利，瘀血凝聚而致痞块癥积，经脉不通，血络瘀阻而现疼痛，其性质为痛有定处，似如针刺，按之痞块肿硬，伴有脘胀，舌质紫黯或有瘀点瘀斑，脉沉弦或涩。法宜理气活血、化瘀止痛。方药：桃仁、红花、川芎、赤芍、元胡、益母草、王不留行、泽兰、山甲、没药、川郁金、丹参、当归尾等。

4. 肝阴不足、肝脉失养　肾精亏损，水不涵木或肝血不足，血虚不能养肝，或湿热久羁，耗阴伤及肝肾，皆可造成血行涩滞，络脉受阻作痛，症见胁痛隐隐，过劳加重，按之则舒，常伴面色淡黄或晄白，疲乏少力，失眠多梦，头晕咽干，两目干涩，急躁易怒，腰酸肢麻，舌质稍红，脉象沉细。治宜滋阴养血，柔肝止痛。方药：杭白芍、大熟地、全当归、枸杞子、女贞子、何首乌等。

5. 湿热内蕴、凝痰阻络　湿热内蕴，煎熬成痰，痰阻血络，气血不通则痛。其症见胸部憋闷，黏痰量多不易咯，胁肋胀满而痛，沉重似有结块，舌苔白或黄，脉象沉弦滑。法拟软坚化痰、活血通络。方药：生牡蛎、夏枯草、炙鸡金、制鳖甲、元明粉、生山楂、桃仁、土贝母等。

二、病案举例

1. 辛某，男，68 岁。右胁部胀痛一月余，伴脘胀胸憋，身感微热，食后胁痛加重，系腰带不适，舌质淡黯，苔深黄且干，脉沉弦滞。遂辨：气滞血瘀。立法：理气化瘀。方药：制香附 10g，川楝子 9g，元胡索 9g，川郁金 9g，红花 12g，赤白芍各 12g，粉丹皮 9g，山甲珠 6g，川厚朴 9g，云苓块 12g，枯黄芩 9g，细生地 12g。4 剂。

二诊：药后胸脘胁肋胀闷疼痛均减轻，身热已退，唯口干不减，大便干结发黑。前方减黄芩、山甲珠，加麦门冬 12g，天花粉 30g，熟大黄 9g（包）。3 剂。嘱其患者通大便后，不再用大黄。

三诊：药后，患者大便快然，上述症状继减。按方再进 7 剂而胁痛止。

2. 孙某，女，38 岁。患慢性肝炎 5 年。近半年来身体渐胖，检查肝大肋下三横指，质中等，肝功能正常。B 超提示脂肪肝。刻下胸胁痛，头晕胸憋，逢情绪急虑则胸胁疼痛加重，食纳尚佳，身重倦怠，大便秘结，小便短赤，舌质淡红，苔黄腻，脉弦滑数。辨证：肝气抑郁，湿痰阻络。治法：疏肝理气，利湿祛痰，通络止痛。方药：醋柴胡 9g，川郁金 9g，青陈皮 6g，沉香粉 3g（冲），枳实 9g，紫丹参 15g，焦栀子 9g，粉丹皮 9g，川楝子 9g，元胡索 9g，丝瓜络 9g，没药 9g，桃仁、红花各 12g。4 剂。

二诊：药后胸胁疼痛减轻，唯小便短赤。上方加六一散 15g（包）、猪茯苓各 10g。继服 3 剂。

三诊：诸症大减，小便畅快，咽部有痰不得出，口中发腥。上方加三棱 9g。7 剂。另：竹沥水，每次 20ml，每日 3 次。

四诊：大便泻下胶漆状色黑黏腻之物，顿感胸膈畅快，胁肋疼痛大减，痰量减少，舌质淡，苔白，脉沉弦。效不更方，再服 10 剂而安。

3. 宋某，男，47 岁。肝区痛，腹胀三年余。3 年前曾因恶心厌油腻，胃胀吞酸，身倦乏力，查肝功能：ALT570U/L，TTT 16U，经中西医治疗近 4 个月，ALT 降至 220U/L，TTT10U。现症：右胁疼痛，胃痛胃胀，腰酸腹胀，大便不调，小便短赤，舌质稍红，苔白中心裂纹，脉象沉滑。辨证：脾虚湿困，肝胃失和。法以健脾和胃，清热利湿。方药：绵茵陈 20g，冬瓜皮 12g，宣木瓜 12g，生赭石 9g（先煎），旋覆花 9g（包），草豆蔻 10g，吴萸炒黄连 6g，苍白术各 9g，法半夏 12g，云苓 5g，生薏仁 12g，梭罗子 9g，大腹皮 9g。4 剂。

二诊：药后胃痛腹胀好转，大便成形，唯右胁疼痛不除。上方加川楝子 9g，元胡索 9g。7 剂。

三诊：药后胁痛稍缓，诸症悉减，舌脉同前。加减又进四十余剂，肝功能检查正常。

4. 杨某，女，32 岁。两胁疼痛二年余。2 年前西医诊为：慢性肝炎。近 2 周疼痛加重，查肝功能：ALT180U/L，

TTT8U。现症：头晕目眩，神疲力乏，两胁胀痛，稍劳疼著，口燥咽干，五心烦热，午后低热，颧红盗汗，不思饮食，大便干燥、几日一行，小便涩短，舌红，苔薄黄而干，脉象细数少力。遂辨：素体阴虚，血燥瘀凝。立法：养阴柔肝，润燥化瘀。方药：太子参15g，枸杞子12g，朱寸冬15g，朱茯苓12g，杭白芍18g，粉丹皮12g，何首乌30g，制鳖甲12g，制龟板10g，桃仁12g。7剂。

二诊：药后胁痛如故，头晕目眩好转，口燥咽干，五心烦热，午后低热亦轻，唯大便干燥，盗汗未解。上方加火麻仁30g，元明粉10g（冲）。再进7剂。

三诊：药后大便已解，盗汗已止，胁痛仍作，小便尚调，舌脉同前。上方减元明粉、朱茯苓，加元胡索15g、川楝子9g、没药9g。7剂。

四诊：药后胁痛较前为轻，诸症皆减，现纳食不香，时有胃酸胀满，矢气较多，舌苔白中心厚腻，脉沉弦滞。仍按前法，增以醒脾和胃，消食导滞。方药：太子参15g，枸杞子12g，粉丹皮12g，大生地15g，大当归15g，杭白芍12g，地骨皮15g，朱寸冬15g，焦栀子9g，炙鸡金9g，生稻谷麦芽各10g，缩砂仁6g（后入），建神曲15g，莱菔子9g，川朴9g。7剂。

五诊：药后症状不显，精神转佳，食纳尚可，舌脉同前。上方加减又进三十余剂，肝功能检查恢复正常。

按：屠老认为，胁痛与肝胆有着密切关系，肝与胆互为表里之脏腑，肝病及胆，胆病及肝。且肝之脉源于胸，布两胁，过少腹、络阴器，所以一旦肝胆疾患发作，两胁疼痛是最常见的症状之一。肝在志为怒，且善喜条达，如若情志抑郁，气机不调，则气滞血瘀而出现胁痛。以气滞为主则胀痛，以瘀血为主则刺痛，以虚弱为主则隐痛。根据疼痛的性质可辨虚实，“实者当泻、虚者当补”。比如肝胆湿热久羁，经不通而痛，此为实证，故用龙胆泻肝汤。以疏肝理气的柴胡，配以生地、当归柔肝和血；栀子、黄芩以清肺肝之热；木通、泽泻清热利湿；甘草和中缓急，调和诸药，如此使湿热尽除疼痛乃止。若阴血不足而引起的胁痛，此为虚证，故用以柔肝养血，舒肝解郁的一贯煎，方中滋阴柔肝用北沙参、大熟地、枸杞子、麦门冬；和血养肝用全当归；舒肝清热、解郁止痛用川楝子。诸药相合，调治血虚肝郁之胁痛。总之治疗胁痛，不管虚实，皆以畅达气机为要，这也是关键所在。

腹痛

腹痛是指胃脘部以下，在耻骨毛际以上的部位发生疼痛为主的症状。腹痛自古至今古医籍及历代医家多有论述，如《素问·举痛论篇》说："寒气客于肠胃之间，膜原之下，血不得散，小络急引故痛。"又说"热气留于小肠，肠中痛，瘅热焦渴则坚干不得出，故痛而闭不通矣"。《素问·痹论篇》说："饮食自倍，肠胃乃伤。"《诸病源候论·腹痛病诸候》指出："腹痛者，因腑脏虚，寒冷之气，客于肠胃募原之间，结聚不散，正气与邪气交争相击故痛。"从而进一步阐述了腹痛的致病机理。根据临床观察：一般多由外感时邪、饮食不节、情志失调、湿热阻滞、寒湿凝聚以及素体阳虚导致气机郁滞，脉络痹阻，经脉失养而产生腹痛。

一、病因病机

1. 寒湿腹痛　①外来之侵，"形寒伤肺"，肺与胃络脉相连，寒湿内侵伤及脾胃，使之运化失调，邪滞于中，气机阻滞，不通则痛。②口食冷物，寒邪直中脾胃，或长期生冷之品，寒湿内生，均可造成脾胃功能失健，运化失司，寒滞经脉而疼痛乃作。

2. 湿热腹痛　①暑湿之邪外侵，或寒湿入里化热为湿热。②脾胃困顿，水湿内生，从阳化热而著湿热，遏阻于中，传导失职，腑气不通而引起腹痛。

3. 饮食不节之腹痛　多因暴饮暴食，饥饱过度，伤及脾胃，食滞不化；或嗜酒肥甘辛辣厚腻之品太过，使之湿热积滞，蓄结肠胃，或食腐秽不洁之物，使胃气不和，气机紊乱，腑气通降不利而发生腹痛。

4. 肝郁气滞之腹痛　多因情志抑郁，暴怒伤肝，木失条达，气血郁滞；或肝气盛极，横逆于胃，形成木克土之势，因

“脾主大腹”，脾胃受戕，气机不畅，滞而疼痛。

5. 思虑伤脾之腹痛　脾在志为思。思虑过度，气不畅顺，抑郁气滞，脾胃困顿，通降失司而有腹痛。

6. 阳虚腹痛　寒湿停滞，渐致脾阳虚惫，气血不足，不得温养脏腑，遂致腹痛。或先天禀赋之气不足，肾阳虚弱，命门火微，火不生土，脾阳不振，“阴盛阳衰”则经脉收引而痛。或久病迁延，耗气伤阳，脏腑虚寒，而致腹痛。

二、辨证施治

1. 寒湿腹痛　其症可见腹痛急迫，遇冷加重，得温痛减，口淡不渴，大便自调或溏薄，舌苔白或腻，脉沉弦紧。外受邪侵或见身冷恶寒，无汗呕吐，脉浮紧。当温中散寒。方药：高良姜、吴茱萸、广木香、台乌药、香附米、广陈皮、淡干姜、紫全苏。腹痛且胀加川厚朴、盐橘核、小茴香；恶心呕吐加公丁香、柿蒂、生姜片、法半夏；大便溏薄加炒山药、炒白芍、云苓块、炒白术。外感恶风寒加荆芥穗、青防风。重者加炙麻黄、桂枝尖等。

2. 湿热腹痛　其症可见腹痛缠绵，腹胀拒按，胸部憋闷，口干口渴，不欲饮水，心烦自汗，大便秘结或黏滞不爽，小便短赤，舌苔黄腻，脉象濡数或滑数。当清利湿热。方药：藿香梗、佩兰叶、白豆蔻、生薏仁、滑石块、生扁豆、绵茵陈、生麦芽、吴萸炒黄连、广郁金、清半夏、野于术。恶心欲呕加紫苏叶梗、川黄连；腹痛发热或身热不扬加青连翘、忍冬藤；胸膈腻满加鹅枳实、川厚朴、嫩苏梗；口苦咽干加青竹茹、润元参、天花粉；大便秘结加北胡连、大瓜蒌；大便黏腻不爽加秦皮、生大黄、生槟榔；小便短赤而涩加川萆薢、白通草、淡木通。

3. 饮食不节之腹痛　其症可见脘腹胀满疼痛，口臭嗳腐，厌食吞酸，疼而拒按，胃中嘈杂，心烦眠差，痛而欲泻，泻后痛减，或大便干结，或大便热臭，舌苔厚腻，脉象滑实有力。当消食导滞。方药：建神曲、炙鸡金、鹅枳实、熟大黄、焦三仙、川厚朴、腹皮子、枯黄芩、川黄连。大便干结较著加元明粉、生槟榔、番泻叶。另：加味保和丸与木香槟榔丸各半袋，每日2次。

4. 肝郁气滞之腹痛　其症可见脘腹胀闷且痛，牵引两肋，痛引少腹，攻窜不定，得嗳气或矢气则胀痛酌减，遇恼怒则加剧，或恶心呕吐，口苦泛酸，呃逆烦躁，舌质红，苔薄黄，脉弦滑。当拟疏肝理气。方药：醋柴胡、川楝子、元胡索、青陈皮、代代花、玫瑰花、广郁金、制香附、炒枳壳、生麦芽、炒白芍、生甘草。急躁易怒加粉丹皮、焦栀子、合欢皮；恶心呕吐较著加生赭石、吴萸炒黄连、青竹茹；泛酸烧心加煅瓦楞、乌贼骨。若气滞血瘀之腹痛，疼痛如刺，痛处不移，口味发腥，舌质青紫瘀黯，脉弦或涩。当用行气化瘀为治。方药加五灵脂、生蒲黄、没药、益母草、当归尾、桃仁、红花、赤芍等。跌仆创伤之腹痛可加三七粉、云南白药等。

5. 思虑伤脾之腹痛　其症可见腹痛隐隐，默默不欲饮食，情志抑郁寡言，口淡乏味，嗳气不舒，食后腹胀，二便自调或不调，舌质淡红，苔薄，脉象沉滞少力。当拟解郁醒脾。方药：缩砂仁、莲子肉、白豆蔻、合欢皮、香佛手、远志肉、佩兰叶、北秫米、生谷麦芽、陈香橼。食后腹胀加焦山楂、炒莱菔子、厚朴。

6. 阳虚腹痛　其症可见腹痛绵绵，且时发时止，痛时喜按，喜热恶寒，空腹或劳累过度则疼痛加重，并伴神疲乏力，倦怠嗜卧，气短懒言，饮食不振，大便溏薄，舌淡苔白，脉象沉细无力。当温中健脾，缓急止痛。方药：桂枝、杭白芍、大红枣、炙黄精、焦白术、炮附子、淡干姜、炙甘草、高丽参（另兑）。腹痛发凉较著加广木香、吴茱萸、小茴香、肉桂心、生乌药；纳呆腹胀加缩砂仁、建神曲、莲子肉、炙鸡金、川厚朴、莱菔子（炒）；大便溏泄加炒白芍、炒山药、煨葛根、诃子肉、肉豆蔻；久泄不止加赤石脂、禹余粮、五味子、升麻炭。

三、病案举例

1. 刘某，女，37岁。脘腹疼痛有年，近2周加重。腹痛时胀，上下走窜无定，时牵引肩背，两胁不适，饮食尚可，二便尚调，舌质黯淡稍紫，苔薄腻，脉沉弦细。屠老认为，此系肝气不舒，络脉瘀滞。遂拟疏肝理气，化瘀止痛。方药：醋柴胡9g，制香附9g，元胡索9g，沉香粉3g（冲），广郁金9g，广陈皮9g，制半夏12g，大当归9g，红花9g，真降香6g，青陈皮各3g，杭白芍9g。4剂。

二诊：腹胀好转，疼痛明显减轻，肩背两胁疼痛缓解。守原方去半夏、陈皮，加丹参9g。

三诊：药后脘腹及肩背两胁疼痛已蠲。上方再进3剂以巩固。

2. 陈某，女，22岁。下腹疼痛半年余。刻下：腹痛胀气，左侧牵及左腰部亦痛，妇科诊为：附件炎。经服西药、中药无效。后行2次钡餐检查，未发现消化道有器质性病变，其他检查均正常。时感有气自左腹部上冲胸咽而欲呕，食后腹痛腹胀明显，大便干结，头晕眠差，记忆力差，食欲不振，舌苔白腻，脉弦细。遂辨：肝气横逆，中运失健。立法：疏肝理气，健中和胃。方药：制香附9g，青陈皮各6g，杭白芍12g，生白术9g，大当归9g，广木香6g，炙鸡金9g，柏子仁9g，焦六曲12g，川厚朴9g，姜半夏12g。4剂。

二诊：药后下腹疼痛且胀仍作，头仍晕，睡眠转佳，大便每日一行，但仍纳差。上方加腹皮子各6g，元胡索9g，川楝子9g。7剂。

三诊：药后病情大有好转，唯有纳食不香，上方减姜半夏、制香附，加炒谷麦芽各12g、阳春砂6g（后入）。再进14剂而康。

3. 高某，男，45岁。腹痛一周许。正值盛夏，外受暑湿。刻下：腹痛且胀，脘闷食少，恶心欲呕，口淡不渴，四肢倦怠，大便不爽，泄下黏稠，舌苔白腻，脉濡缓。屠老认为，暑内夹湿，盛夏之际，暑湿当令，脾虚湿困，中气被遏。当拟祛暑健脾，和中利湿。方药：藿香梗9g，生薏仁15g，茯苓块15g，焦白术9g，广木香9g，吴萸炒黄连6g，生姜片6g，法半夏12g，厚朴花6g，紫苏叶梗各9g，白豆蔻10g。7剂。

二诊：药后腹胀痛大减，腹泻稍好，仅每日为1~2次，食欲有加，但便未成形，舌淡，苔薄白，脉沉细无力。屠老认为，暑湿已去大半，但中阳被困，故上方加炒扁豆3g、桂枝尖3g。再进7剂而愈。

按：屠老认为，腹痛是临床中甚为多见的病证之一。其内因、外因、不内外因，皆可致发本病。在临证时，要根据腹痛的部位，疼痛的性质，症状的兼夹，辨明虚实寒热，切忌一见疼痛，即给予止痛药，殊不知如此会掩盖真实病情。因腹痛分上中下三个部位，许多疾病如虫证、阑尾炎、附件炎、结肠炎、肠胃炎、盆腔炎等，都会引起腹痛。所以诊断及鉴别诊断是很重要的，只有详审病因，辨病与辨证相结合，抓住疾病之实质，才能有所收效。

泄 痢

泄痢在各医家多有论述。泄泻又称为“飧泄”、“濡泄”、“洞泄”。痢，又称肠澼。泄、痢其病因正如《内经》云“春伤于风，夏生飧泄”，“清气在下，则行飧泄”，“湿胜则濡泄”。而在《类证治裁》中讲道，“痢多发于秋……症由胃腑湿蒸热壅，致气血凝结，夹糟积滞，进入大小腑，倾刮脂液，化脓血下注”。屠老认为，泄泻多因时邪外侵，饮食所伤，致使脾胃肠的功能失常而发病，一般又可分为暴泄，久泄。痢疾一般湿热居多，又可分为湿热痢、虚寒痢、疫毒痢、休息痢。

一、辨证论治

泄泻多因脾虚湿盛，寒湿多见，故宜调理脾胃，去寒燥湿为先。痢疾多因湿热偏盛。治宜清热利湿为常。泄泻虽有热证，但寒多于热，痢疾亦有寒证，但热多于寒。

泄泻初起，暴下不止，势如水注，可以健脾去湿，佐以止泻收涩之药。诸如平胃散、藿香正气丸等。久泻不止可用健脾益气为主的参苓白术散、香砂六君子丸加减。久泻累及肾虚，可用补火生土的四神丸。气虚清阳不举，可用补气升阳的补中益气汤加减。若湿热导致的泄泻、下痢，初起可用香连丸加味。痢疾之治，初起宜通，不可补之过早，尤恐“闭门留寇”。故首当以“行血则便脓自愈，调气则后重自除”之治疗原则，施用芍药汤、葛根芩连汤、白头翁汤加减化裁为宜。丸药可加服周氏回生丹、加味香连丸等。

泄痢愈后气阴两伤，尤其痢疾下迫脓血气随血失，气血大伤，首先当益气扶中，养阴和血。方以人参健脾丸、人参归脾丸、六味地黄丸参合应用，以补虚扶正。

二、病例举例

1. 范某，男，56岁。夜寐受寒即感腹部胀痛，阵阵肠鸣，泻下稀便、每日7～8次，肛门坠胀。脘闷不舒，纳呆食少，时伴恶心欲呕，苔黄微腻，脉细滑数。屠老遂辨：湿热下迫大肠，气机失于宣畅。治宜清化湿热，调理气机。方药：藿香12g，半夏9g，木香9g，黄连6g，建曲9g，厚朴6g，腹皮9g，陈皮9g。3剂。

二诊：药后腹痛腹胀明显减轻，已欲进食，大便次数减少，每日2～3次。上方见效，继服3剂。

三诊：大便成形，每日1次，唯气短少力，精神欠佳，饮食尚少，舌淡，苔薄白，脉细软。上方加砂仁6g（后入）、莲子肉12g、山药15g、白术9g。7剂而愈。

2. 胡某，男，33岁。身热腹痛，里急后重，泻下黄褐稀便4～5日。刻下：心烦口渴，小便短赤，大便夹有黏液透明，常规：WBC10～15，脓球成堆。诊为痢疾。舌质红，苔黄腻，脉滑数，此乃湿热邪迫大肠，气机失调。立法：清化湿热，佐以分利。方药：秦皮9g，煨葛根6g，黄连6g，黄芩9g，生甘草6g，白头翁30g，生薏仁15g，泽泻15g，白芍9g，丹皮12g，赤芍15g，猪茯苓各12g。3剂。

二诊：药后热退，腹痛大减，黄色稀便，黏液已除。脘腹时有发胀，苔黄根腻，脉濡数。上方去秦皮、黄芩，加厚朴9g，建神曲9g。再进7剂以巩固治疗。

三诊：药后症状消失，大便常规：WBC2～3。

2. 徐某，女，50岁。腹痛肠鸣，泻下水样稀便混有黏液一月余。刻下：大便泄泻、每日4～5次，嗳气食少，头昏气短，两胁作胀，逢情志抑郁则加重，苔微腻，脉弦细。证属肝郁脾虚，气机失调。治宜调和肝脾，利湿止泻。方药：醋柴胡9g，杭白芍12g，广郁金9g，茯苓块12g，焦白术12g，广木香

9g，川厚朴9g，广陈皮9g，炒扁豆12g，车前子15g（包），吴萸炒黄连6g。4剂。

二诊：药后泄泻已止，余症皆除，舌苔薄白，脉象弦细。上方继服4剂而安。

3. 白某，男，38岁。时值夏秋之际，突感腹中疼痛难忍，发热下痢脓血交杂。日夜达二十余次，且伴里急后重，肛门如灼，口渴不欲饮水，食纳乏味，小便短赤，舌质红，苔黄腻，脉象滑数。证属湿热蕴结，气血郁滞。治宜清热利湿，调气行血，和胃止痢。方药：黄连6g，黄芩9g，木香9g，秦皮9g，当归9g，赤芍9g，白芍9g，槟榔9g，地榆9g，银花9g，生甘草6g。3剂。

二诊：药后发热减轻，泻痢已减其半，腹痛、里急后重明显减轻，唯精神倦怠，饮食无味，苔薄黄，脉濡细滑。此现湿热未尽，再依上法为治。方药：黄芩9g，黄连6g，当归9g，赤芍9g，秦皮6g，焦山楂12g，麦芽9g，谷芽12g，败酱草12g，生甘草6g。4剂。

三诊：药后发热已退，脓血已止，大便偏溏、每日2~3行，里急后重均除，肠浊转清，从血转气，此乃佳兆，舌苔黄薄，脉濡细。继以健脾和中，佐清余热。方药：大当归9g，炒白芍12g，焦白术12g，云苓块15g，淮山药12g、广陈皮9g，炒扁豆12g，稻麦芽各12g，广木香9g，伏龙肝9g，生薏仁15g，缩砂仁6g（后入）。上方共进7剂而瘥。

按：屠老认为，泄、痢二证，同出一辙，只是病情轻重程度有别。泄泻一般一年四季都可发生，而痢疾一般与季节性有关，多发生在夏秋之末。泄泻其病机在气分，而痢疾在血分，这也是临床治疗时所侧重方面不同的关键。因泄、痢发病因素较复杂，可因外感六淫，内伤饮食不节，情志不调影响等，都可以造成中土失健，大肠传导功能失调而现此证。所以审证求因是很重要的一环，因寒、因热、因虚、因实之不同治法也各异。再者痢疾之治，应本着“初起宜通，勿补偿”之旨，当使病邪如湿热、寒湿尽荡而安，倘若过早施于补法，易使邪气留恋，缠绵不去，可导致“噤口痢”、“休息痢”。

另外，对于泄、痢愈后之调养，也是很重要的。因暴泻、大泻、久泻不止，造成气虚血亏津枯液涸，中气未复，阴液未充，当以固护胃气，益阴生津为首位。饮食不可过度，以免有“食复”之嫌；少食肥甘，以惕有“病遗”之弊。

便 秘

一、辨证论治

便秘一证，大多由于大肠传导功能失常，粪质干燥、坚硬难出所致。实者可见大便干结，腹满胀痛，口干口臭，面赤身热，或嗳气频作，小便短赤，舌红，苔黄或垢腻，脉弦而有力。虚者可见大便干燥，排便困难，伴有头晕心悸，神疲力乏，舌质红、少苔或舌淡红、白苔，脉象沉迟或细数。

实证：常因胃火炽盛，大肠燥热，或由肺气壅实，均可导致大肠传导功能失常。胃热盛者主以牛黄清胃丸、牛黄清火丸、清胃散。肺热滞者首用清肺抑火化痰丸、开胸顺气丸。大肠热盛者可用大承气汤等。

虚证：①气虚者除上述见症外，又有气短懒言，动则加重，无力催便。以补中益气汤，或人参健脾、香砂六君子汤主之。②血虚者又兼有目视昏花，肢体麻木，面色苍白，唇舌口淡，失眠健忘等。适用当归丸、当归补血汤、人参归脾丸。③阴虚者兼有五心烦热，颧红盗汗，两目干涩，口干咽燥，不思水饮。宜知柏地黄丸、左归饮、大补阴丸。④津液不足者周身皮肤干燥不润，口咽干燥，小便短赤而涩，或见毛发脱落。当施麻仁润肠丸、五仁丸、麻仁滋脾丸。⑤肾虚者腰酸膝软，耳鸣失聪，遗精早泄。偏阳虚则现畏寒肢冷，腹胀如鼓，大便艰涩难下，此为寒结。偏阴虚则有骨蒸劳热，下肢少力且酸。阳虚者青娥丸、桂附地黄丸、黑锡丹。阴虚者五子衍宗丸、五子补肾丸、麦味地黄丸、增液汤加味等。

二、病案举例

1. 邵某，女，36 岁。大便 5 日未解。身冷手凉，腹部胀痛拒按，大便燥结，小便短赤，舌苔厚腻且黄，脉滑而数。辨证：热深厥亦深，腑气壅实。立法：清热泻火，通腑泻实。方药：川朴花9g，大腹皮9g，莱菔子12g，元明粉6g（冲），清半夏9g，肥知母9g，忍冬藤12g，绵茵陈15g，枳实12g，大瓜蒌30g。3剂而安。

2. 吴某，女，37岁。平素习惯性便秘，此番6日未大便。刻下：面色不华，心中烦急，胸中气满，腹中作胀，夜卧不安，咽干口燥，不思水饮，午后低热，舌质红，少苔，脉沉细数，重按少力。辨证：气阴两虚，津液不足。立法：益气养阴，生津润便。方药：太子参15g，北沙参30g，何首乌30g，火麻仁15g，郁李仁6g，大生地30g，润元参15g，天花粉30g，黑芝麻15g，元明粉3g（冲）。4剂。

二诊：药后大便已解，其臭异常，腹胀好转，诸症悉减，唯午后低热不除。屠老认为，滋阴润燥、益气通腑，津液来复，但素体阴虚，当以长期清热益阴为治。上方去元明粉，加制龟板12g，粉丹皮9g，地骨皮15g，麦门冬15g。此方服近三十余剂，而大便自然。

3. 李某，男，70岁。便秘二年余。神志时明时昧，视力模糊，时有头晕，下肢少力，现5日不大便，心烦欲死，四肢振颤，小便自遗，舌质淡红，少苔，脉弦细。遂辨：肝肾阴虚，肝风内动，大肠失润。立法：平肝息风，滋阴潜阳，生津润肠。方药：生石决明30g（先煎），白蒺藜9g，生牡蛎30g（先煎），杭菊花9g，灵磁石15g（先煎），肉苁蓉15g，大生地12g，枸杞子15g，生首乌15g，肥玉竹12g。4剂。

二诊：大便虽行，但仍干燥难解，肢体抽动。上方加白僵蚕12g，制龟板12g，女贞子9g。7剂。

三诊：大便渐润，抽搐稍平，舌质淡红，苔润有津，脉象沉细。上方又进14剂而愈。

按：屠老认为，便秘一证，临床习惯性便秘为多见，尤其老年及儿童，其次中年人。在便秘人群当中，尤以妇女多见，对于习惯性便秘的患者，又可分为两型：一是气虚无力催便，一是阴虚血少津亏所致。在治疗时，我们切勿盲目施以软坚通便，苦寒泻下之法。因峻下之后，气阴大伤，虽暂时大便畅通，旋即大便更加坚滞艰出，此乃使虚者更虚。正确的治疗大法乃为：气虚者，当拟益气补中；津亏者，当拟润肠生津；血枯者，当拟养血柔润；液涸者，当拟增液润下；硬坚者，当佐以软坚，此乃治疗之上策。这也是治疗因虚而致便秘的大法。实证致之，因实而结，大便秘结不下，可因火郁、气郁、痰郁、食郁、寒郁等引起，所以治疗常用对症治疗之法。比如：肺与大肠相表里，肺气壅实，天窍闭郁，地窍不开，此时当开提肺气，使肺气下行，胃气和降，气通二阴，大便自然得通。这也是“病在下，取之上”的一种治疗方法。对于便秘一证，中病即止，也就是说，大便畅通，停服泻下之药，以免过用苦寒伤胃。对于虚证，慢性习惯性便秘患者，如大肠津液不足，应谨遵古训“汤者，荡也；丸者，缓也”之意，常服丸药如麻仁滋脾丸、麻仁润肠丸等药，以使津液充足，便秘自然而愈。

积　聚

本病临床以腹内结块，或痛或胀，或结块固定不移，或结块时聚时散，周身倦怠，消瘦乏力，或伴低热为主症，其病理大多为消烁气血津液，脏腑失调，气机逆乱。其病因常为气、血、痰、浊、瘀蕴结腹内所致。

一、辨证论治

积聚统称为病，但两者其间尚有区别，应予辨之。积证：以腹部肿块，质地坚硬，或大或小，或有胀痛，或有刺痛为临床特征。聚证：以腹内气聚，散聚无常，攻窜作痛，时作时止为临床特征。

按其肿块部位不同，大致分为六型。

1. 脘腹之积　胃脘或腹部积块，较硬胀痛，伴有消瘦乏力，食少反胃，恶心呕吐，大便色黑或便血，舌质淡黯或有瘀点瘀斑，脉象弦滞。

2. 胁下之积　两胁下可出现积块，或一侧或两侧，且疼痛日甚，并伴低热，消瘦，纳呆乏力，舌紫黯有瘀斑，脉沉弦或洪滑。

3. 少腹之积　少腹部位一侧或两侧出现积块，日渐增长，常伴便秘或便溏，粪中夹杂冻状黏液或血便，倦怠，消瘦，舌质紫黯有瘀斑，脉弦或涩。

4. 食痰结聚　腹部胀痛，甚或时有结块结于腹部，拒按，纳差，便秘或便溏臭秽，舌苔腻，脉弦滑。

5. 肝气结聚　情志抑郁，心胸不畅，自感腹内攻窜胀痛，胁下及脘部不适，时作时止，舌苔薄白，脉象沉弦。

6. 寒凝结聚　腹内胀痛，甚者腹中时有包块，得温则散，遇寒发作，大便时干时溏，时有恶心欲呕，舌质淡，苔薄白滑，脉象沉弦或缓。

二、病案举例

1. 胡某，男，33 岁。2 年前曾在某院检查：肝胁下 3cm，剑突下 4cm，质中等，边缘较钝，面臂有蜘蛛痣，肝掌征，肝功能正常。确诊：早期肝硬化。服中西药 2 年，病情未见好转。刻下：胃脘牵及腹部胀满，胁下胀痛，纳呆乏力，大便先硬后溏，夜寐差，舌苔薄腻，脉沉弦细。遂辨：肝郁脾虚，气滞瘀阻。立法：舒肝解郁、理气化瘀、通络止痛。方药：醋柴胡 9g，青陈皮各 6g，川楝子 9g，元胡索 9g，大当归 9g，赤白芍各 12g，炙鸡金 9g，桃仁红花各 12g，煨莪术 9g，益母草 30g，泽兰叶 12g，紫丹参 15g，络石藤 15g。4 剂。

二诊：药后症状较前稍缓，余症同前，舌脉同前。因在内蒙（内蒙古自治区）居住，故按上方又进 20 剂带走。另：平肝舒络 3 盒，每日 2 次，每次 1 丸。

三诊：来信讲服 20 剂后，未再服西药诸如氢氯噻嗪、氨苯喋啶、呋塞米及番泻叶等药，腹胀神疲已减，头晕头痛已蠲，睡眠转佳，唯肝区尚有压痛，腹脐以上有一长条形硬块，固定不移，按之疼痛。此悉属久病循经入络，营气阻痹，属于癥积范畴。上方加生牡蛎（先煎）30g，川厚朴 10g，王不留行 12g，嘱若无不适之症，可服 20～30 剂。

四诊：服药 24 剂后，特从内蒙来诊。自述腹胀大减，饮食如故，精神好转，气力有加，蜘蛛痣及肝掌有的已经消退，未发现再起。现时感口干，午后身有低热，舌质略红，苔薄黄干，脉沉细数。再辨：病邪渐退，阴液匮乏。立法：滋阴清热，化瘀通络。方药：太子参 15g，北沙参 24g，麦门冬 15g，紫丹参 15g，川石斛 12g，制鳖甲 12g，生牡蛎（先煎）30g，丝瓜络 9g，制香附 9g，元胡索 9g，赤芍 15g，广陈皮 9g，大生地 30g。

五诊：7 剂药后，口干身热有减，余症未作。舌质略红，苔薄黄稍润，脉沉弦细数。上方取 20 剂回内蒙。

六诊：复信药后明显见效，未有任何不适之感。为巩固疗效，又进15剂。B超提示：脐上条索状物减小，肝胁下1cm，剑突下1.5cm，质中等，边缘较软。已能上半班。

2. 刘某，女，31岁。患子宫肌瘤十余年。月经先期，12～15天一次，5～7天干净，且量多色淡。近1年来，月经周期紊乱，先期12天，或后期50～90天后，3～4天净，量多。现症：头晕头痛，失眠心烦，口干口苦，两目干涩，便干溲赤，舌边齿痕，苔薄黄腻，脉细滑数。妇科检查：子宫肌瘤如孕7周大小。遂辨：气阴两虚，痰气交滞，血瘀成积。法拟：益气养阴，化痰软坚，理气消积。方药：太子参15g，北沙参12g，五味子6g，麦门冬9g，皮茯苓12g，昆布12g，生牡蛎20g（先煎），土贝母1.2g，炙鸡金9g，海藻12g，生山楂15g，桃仁9g，红花9g。

二诊：4剂药后，无任何效果。继服上方7剂。

三诊：药后头晕轻，口苦减，余症同前。睡眠欠佳，舌苔薄黄微腻，脉细滑略数。上方加夜交藤15g，炒枣仁9g。7剂。

四诊：上症继减，睡眠稍好，上方加减共进四十余剂，月经正常。妇科查：子宫肌瘤如孕4周大小。

3. 邵某，女，36岁。自述月经3个月未来潮，渐至腹胀疼痛，小腹胀硬，拒按，连日流血，时多时少，坠胀难受，食欲减少。仔细追问，3个月前正值经期，由于商店进货，用力太过，兼感寒凉，而致本病。屠老认为，腹大如箕，非3月孕形，腹胀痛而小腹坠甚，拒按而坚，亦非孕象。实为经期受寒、强力伤肾、气滞血瘀之象。立法当为：温经散寒，补肾收涩，理气活血。方药：制鳖甲15g，吴茱萸5g，肉桂心3g，桑寄生30g，大熟地12g，元胡索9g，血竭3g，青皮6g，木香6g，三棱3g，槟榔3g，大当归6g，莪术3g。3剂。

二诊：服1剂后，下黑血一片，腹痛顿减，但坠胀不减，方脉如前。服第2剂后，自感胃中空虚，睡眠不安，但已不流血，第3剂未服。现症：今晨4～5时许，自阴道先排出如豆渣状物，后下卵大硬块，颜色较白且坚硬如石。患者面色虚浮且白，全身浮肿，气短心悸，周身无力，不思饮食，舌淡，苔薄白，脉细缓少力。证属邪气尚去，正气不支。立法：补中益气，养血安神。方药：太子参15g，炙黄精9g，淮山药12g，缩砂仁6g（后入），焦白术12g，云苓块15g，大当归12g，桂圆肉12g，赤芍12g，五味子9g，夜交藤30g，阿胶珠9g。7剂。

三诊：药后自感诸症悉减，精神气色有加，饮食大增，继服上方。另配八珍丸以资巩固。

按：屠老认为，积聚相当于现代医学肝硬化代偿期肝脾肿大的某些体征，且具备有形而坚硬不移的特点，正如《诸病源候论·癥瘕候》中说："癥瘕者，皆由寒温不调，饮食不化，与脏气相搏结所生也。其病不动者，直名为癥……"癥瘕与积聚同义。本病的发生多因饮食内伤，七情郁结，或肝脾不和，气机不调，气滞血瘀，湿困中州，经久不宣，内蕴生痰，痰血凝结，瘀阻血络而著成积聚痞块。气滞血瘀络脉不通而致青筋暴露。若病情进一步恶性发展，正如《灵枢·水胀》云："腹胀，身皆大……色苍黄，腹筋起。"即所谓肝硬化代偿期出现腹水的阶段。在治疗时，软坚散痞是其主要法则之一，常用药物：制龟板、制鳖甲、炙鸡金、生牡蛎、浙贝母、生山楂、夏枯草、土茯苓。活血化瘀也是主要法则之一，常用药物：桃仁、红花、蒲黄、益母草、王不留行、川郁金、当归尾、穿山甲、水红花子、泽兰叶、紫丹参。对于破血逐瘀之力较强的药物如：虻虫、水蛭、三棱、莪术、土鳖虫等，要慎用。攻逐水饮是治标之大法，但用量要从小剂量始，不可猛烈，以免引起水虽暂退，但正气大伤。

虚　劳

虚劳是“虚损劳伤”的简称，本证是由于慢性消耗性疾病日久不愈，导致正气虚衰，元气大伤，脏腑亏损而引起。或由于本身先天禀赋不足，后天失于调养所致。屠老认为，虚劳相当于古人所言的“五劳”、“七伤”、“六极”等病证。

虚劳包括很多种疾病，最后由于疾病发展的程度而出现虚损的证象如：阳虚、阴虚，或阴阳两虚，或气虚、血虚，或气血两虚，或气阴两虚等等。而每一种虚证又涉及到每一脏腑，所以临床虚劳证，表现各异，治法有别。有以补为主，有扶正兼以祛邪等等。屠老认为：由于虚劳日久，各脏腑功能，气血虚惫，初起之致病因素，随着病情的不断加重，深入于里，所以在治疗时，要根据现有的症情反复推敲，寻本溯源，一方面要找出主要致病因素，一方面尚须临床考证，探其疾病的演变过程，这对于治病愈疾，大有裨益。

一、病因病机

1. 先天不足、后天失养　此类患者目前临床较少发现，大都由于生活条件改善，营养各方面充足，工作休息适中，所以发病率很低。

2. 房室过度、大伤精气　此类患者较多见，尤其常见于中壮年之人，由于这一年龄组的人正值生长发育盛壮之期，性欲要求迫切，“不知持满，纵情色欲”，造成房室过度，大伤精气。因肾主藏精，精气虚亏，肾失所养，故出现腰痛且酸，肾者水也，肝者木也，肾亏水涸，肝木失荣，肝火上炎，上逼清窍，加之肾主骨生髓而通于脑，肾之精气大伤，故有骨骼酸软而无力。“脑为髓之海”，髓海不足，加虚火上炎，故头晕耳鸣失聪，甚或脑鸣。肾水亏乏，不能上济于心（火），心火独亢，造成心肾不交之失眠健忘。水亏木旺，木盛乘土，土者，脾也，脾与胃为后天之本，脾胃功能受肝气之横逆，故引起胃的受纳腐熟与脾的运化转输发生障碍，可有知饥不欲食，恶心泛恶，胃痛腹胀等症。“胃为水谷之海”，饮食不化，入量减少，失于“中焦受气取汁，变化而赤是谓血”之职，造成血虚。精气血人身之三宝。精足生气，气足生血，精亏造成气虚血涸。血亏也可适成精亏气虚，如此是有一定的连带关系的。

3. 烦劳弛张、形神俱伤　烦劳弛张，则劳心伤肝耗脾。“烦”是指火烧树叶之意，由于七情不遂，抑而化热，上扰于心，心神不安。肝体阴而用阳，是畅达气机之关键，肝气不舒，则“气有余变是火”，火旺而伤阴，使肝阴不足，肝不得其养而现疲乏无力。木旺向上，木火刑金，烧灼肺金，肺阴不足，失于清肃，呛咳不已。木旺横逆于胃，下迫于脾，造成脾胃失和。若过劳则伤脾，脾主四肢，四肢活动是功能与物质基础不断供养的结果。脾主中气，脾虚日久，中气不足而有身倦嗜卧，气短纳呆等等，以致造成形体羸瘦，神疲乏力。

4. 饥饱失度、饮食不节　此类患者临床甚为常见。正常的情况下，人应恪守“以饥方食，未饱先止”。饮食有节，不可饥饱过度，这是调护脾胃的关键所在。脾胃是气血之来源，若长期饮食失当，会造成脾胃受纳腐熟运化转输的功能失职，如此日复一日，脾胃困顿，不能化生精微，生长气血，内不能和调于五脏六腑，外不能洒陈于营卫经脉，渐至表里俱虚，则可出现形瘦乏力，纳呆腹胀的后天失养之证。

5. 大病之后、调护失当　大病之后，正气大虚，此时正是调护的最关键时刻。如若调护失当，正虚而邪侵，病深入于里，非药物所能及。正如古人云“邪之所凑，其气必虚”。对于大病之后，或热病日久，耗伤阴血；或寒痾迁延，伤阳耗气；或瘀血内结，新血不生；或产后失调，血虚受寒，过于劳累以及各种慢性疾病，或失治、误治、延治，经久不愈反复传变，精气难复，都会造成虚劳证。

二、辨证施治

屠老认为，在治疗虚劳证时，有两点很重要。一是对虚劳证的调护，其中包括：生活起居有时，寒温适中，劳逸适度，饮食有节，这是生活中应注意的问题。二是根据虚证的具体临床表现，辨证施治。在治疗时要辨明“大实有羸状，至虚有盛候”，临床中纯虚纯实者少，虚实夹杂者多，所以治疗时，要谨慎为之。对虚中夹实者，适其虚实多寡，采取补几分，泻几分，不可见虚证，盲目大补，以恐误补易壅，不但达不到补虚的效果，使之闭门留寇，邪气不但不得祛，反过来邪气更加戕击人之正气，使之正气被夺而越虚。治疗时尚要分清其气、血、阴、阳虚的程度，当施以“精不足者，补之以味”；“形不足者，温之以气”的治疗原则，并且要结合脏腑之虚实盛衰而定酌。

（一）阴虚

1. 心阴虚　症见面色潮红，每午后颜面发热，心悸烦躁，失眠多梦，五心烦热，口干咽燥，盗汗，口舌生疮，舌质红赤，苔少或无苔少津，脉象细数。当滋阴清热，养心安神。施以天王补心汤加减：朱寸冬、朱茯神、莲子心、珍珠母、大生地、女贞子、麦门冬、炒枣仁、夜交藤、五味子、粉丹皮。若口苦心烦较著加淡竹叶、焦山栀；盗汗不止加五味子、青连翘、地骨皮、芡实米；心慌不安加珍珠母、朱砂粉；小便赤短而时有热痛加淡木通、益元散。

病案举例：刘某，女，32 岁，小学教员。心慌失眠近 2 年，时好时复，近 2 周加重，基本彻夜不眠。刻下：心慌心跳，恐惧易惊，心中烦乱，头晕耳鸣，失眠健忘，纳呆口苦，动则心悸加重，大便干，小便赤，舌质淡红尖红，苔花剥，脉象细数。心率 126 次/分，律整。屠老认为，此例患者一派阴虚内热，心火旺盛。当拟滋阴清热，安神补心。方药：生珍珠母 20g，生石决明 15g，朱茯苓 9g，朱寸冬 15g，桂圆肉 9g，炒枣仁 9g，夜交藤 15g，何首乌 15g，细生地 15g，粉丹皮 12g，白蒺藜 9g，莲子心 9g，莲子肉 15g，五味子 9g。

二诊：7 剂药后，诸症悉减。但仍有上述各症。上方继服 14 剂。

三诊：药后自感心慌大有好转，恐惧易惊减轻，睡眠较前稍好，能入眠 3～4 小时，头晕耳鸣亦轻，饮食渐进，大便 2～3日一行，小便黄而少，舌质淡红尖浮红，脉细弱稍数。屠老认为，上药见功，阴液渐充，心火渐退，药已中病。但药后有黄痰黏稠，晨起尤著，咽部不利。上方加胆南星 6g，天竺黄 9g，大瓜蒌 30g。又继服二十余剂而安。

2. 肝阴虚　症见头晕头痛，耳鸣失眠，视物昏花，两目干涩，畏光羞明，迎风流泪，心急易怒，或有肝区隐痛，肢体麻木，时有抽搐，舌质红赤，少苔，脉弦细数。辨证：肝阴不足，清窍失养。立法：滋阴平肝，清热荣窍。方药：归芍地黄丸加味。头晕耳鸣较重加生石决明、净蝉衣、女贞子；两目干涩明显加枸杞子、杭菊花、谷精草；迎风流泪加南薄荷、霜桑叶、密蒙花；肢麻抽搐加宣木瓜、鸡血藤、明天麻；肝区隐痛加元胡索、川楝子、制鳖甲。

病案举例：孙某，女，38 岁，干部。头晕耳鸣半年余。近日加重。现症：头晕午后尤著，耳鸣如蝉，两目干涩，月经提前，经少色红，月经过后腹部隐痛，周身疲乏，舌质淡红，苔薄黄且干，脉沉弦细数。辨证：肝阴不足，清窍失养。立法：清热养阴，上荣清窍。方药：生石决明 30g（先煎），白蒺藜 9g，杭白芍 12g，女贞子 9g，枸杞子 12g，杭菊花 12g，大生地 15g，净蝉衣 6g，粉丹皮 12g，大当归 12g，盐知柏各 6g，夜交藤 15g，何首乌 15g，云苓块 12g。7 剂。

二诊：药后头晕稍轻，两目干涩好转，唯耳鸣仍作。上方加生龙牡各 30g（先煎），制龟板 9g，南薄荷 6g（后入），耳环石斛 12g。14 剂。

三诊：药后诸症悉减，耳鸣稍有好转，舌脉同前。上方继服 14 剂。另：归芍地黄丸 1 丸，每日服 2 次，磁朱丸 1/4 袋；

每晚服一次，以资巩固。

3. 脾胃阴虚　症见口干唇燥或裂，口渴喜饮，尤甚，知饥而不欲食，干呕呃逆，大便干结、几日一行，舌光，无苔且干红，脉细数。辨证：脾胃阴虚，热郁津伤。立法：清热滋阴，益胃生津。方药：益胃汤加味。若口干唇燥较甚加润元参、川石斛、天花粉；胃中发热加生石膏、盐知母、北秫米；大便干结加火麻仁、鲜何首乌、郁李仁、黑芝麻；不思饮食较重者加野于术、生谷麦芽、生扁豆、莲子肉。

病案举例：于某，女，35 岁。食欲不振近 1 年，时好时复，口干口渴喜冷饮，爱食稀饭，吃干食则吞咽困难必饮水以自救，胃中发热，大便干燥、2～3 日一行，舌苔薄黄欠润，脉象沉细数，重按少力。辨证：脾胃阴虚，津液不足。立法：滋脾润胃，养阴生津。方药：肥玉竹 15g，耳环石斛 12g，大乌梅 9g，宣木瓜 12g，生甘草 9g，麦门冬 12g，白豆蔻 12g，大生地 15g，北沙参 15g，盐知母 10g，生石膏 24g（先煎），何首乌 30g，大当归 12g。7 剂。

二诊：药后诸症大减。继服上方三十余剂，已恢复如初。

4. 肺阴虚　症见颜面潮红，午后低热，干咳无痰，咽干口燥，咽哑失音，口渴不欲饮，盗汗，舌红，无苔或少苔，脉象细数。辨证：阴虚肺燥，肺失清肃。立法：滋阴清热，润肺止咳。方药：清燥救肺汤合百合固金汤加减化裁。若干咳夜甚加川贝粉、盐知母、鲜芦根；咽干失音加净蝉衣、玉蝴蝶、凤凰衣、润元参、西青果、细生地；潮热心烦加青蒿、地骨皮、制鳖甲、银柴胡；盗汗加浮小麦、五味子、芡实米、煅龙牡；咯血加侧柏炭、白及粉、白茅根、仙鹤草、生阿胶；甚者加三七粉、云南白药。

病案举例：邵某，男，37 岁。午后低热伴干咳无痰月余。曾因 1 个月前患感冒，高烧不退，经治外感已愈。唯低热干咳不除，胸脘部憋闷发热，咽痒即咳，白日稍好，夜晚咳重，不得入眠，且伴阵阵身热而微汗出，咽干口渴，二便如常，舌红中心碎裂而苍老，无苔，脉象弦细数。屠老认为，此人形体消瘦，则属阴虚之躯，舌心碎裂为阴虚之征兆，干咳无痰，午后低热均为阴虚内热之象。证属肺阴不足，肺热失肃。当拟养阴润肺，清热宣肺。方药：鲜芦茅根各30g，野百合15g，川贝粉6g，青黛6g（包），盐知母12g，北沙参15g，霜桑叶12g，润元参15g，大生地15g，地骨皮15g，鹅枳实9g，苦桔梗9g，生藕节30g。3剂。

二诊：药后干咳顿减，且有黄痰量少不易咯，低热不除。上方减青黛、野百合，加胆南星6g，青竹茹12g，银柴胡9g，制鳖甲12g。7剂。

三诊：药后干咳痰少再减，低热已有2日未作，余无不适。上方再进14剂。另配以食疗方：荸荠、生鸭梨、生藕节各等份，放水适量开锅小火微煮，加入冰糖少许，冷服。随访未见复发。

5. 肾阴虚　症见颧红盗汗，五心烦热，头晕耳鸣，发脱齿摇，腰酸膝软，口燥咽干，遗精滑泄，舌质红赤，苔薄黄，脉象沉细而数。辨证：肾阴不足，虚火上扰。立法：滋阴补肾，清热生津。方药：知柏地黄丸加味。若阴虚肝热引起头晕耳鸣较重者加生石决明、生紫贝齿、生龙牡、女贞子、桑椹子、川牛膝；腰膝酸软加杜仲炭、金毛狗脊、桑寄生、生熟地黄、川续断、怀牛膝；遗精频作加盐知柏、莲子须、金樱子、芡实米、覆盆子、五味子、煅龙牡。

病案举例：吴某，女，38岁。头晕腰酸2～3年，每以春季多发，且伴齿衄。刻下：头晕头痛，腰酸膝软，下齿四五个松动，且伴出血，色鲜红，但不痛，余无任何不适，舌红，苔少，脉沉细，左尺尤弱而数。屠老认为：此系肾阴不足，水不涵木，待春肝木升发，虚火上扰，清窍失养则头晕且痛；肝热上冲，热迫血溢，故牙龈出血。下牙属肾，肾主骨，肾虚火浮，牙齿无根则松动不固；腰为肾之外腑，肾主蛰为封藏之本，肾虚精亏，肾腑失养，故有腰膝酸软是症。尺脉左为阴，右为阳，现左尺脉弱而数，也实符阴虚内热之征。故法拟补精填髓，清热养阴。方药：左归丸合知柏地黄丸合裁，白茅根

30g，盐知母12g，盐黄柏9g，粉丹皮12g，香白芷9g，枸杞子15g，生藕节30g，鲜荷叶梗各9g，黑芝麻30g，赤白芍各12g，大生地30g，仙鹤草30g，茜草根15g。7剂。

二诊：牙龈出血基本已愈，唯头晕不减，腰酸膝软，舌脉同前。上方加生石决明30g（先煎），白蒺藜12g，桑椹子12g，桑寄生30g。7剂。

三诊：头晕轻，腰酸膝软亦轻。上方继服三十余剂而瘳。

（二）阳虚

1. 心阳虚　症见面色㿠白，形寒肢冷，尤以后背部发凉如掌大，神疲嗜寐，心悸自汗，舌淡或黯紫，苔薄或滑，脉细弱或虚细无力。当拟温阳利水，益心安神。方药：苓桂术甘汤加味。若胸憋气粗加苏梗、广郁金、沉香粉；疼痛如刺者加桃仁、红花、降香、丹参、三七等；气短心慌，自汗出者加太子参、炙黄精或西洋参另兑。

病案举例：陈某，女，22岁。心悸自汗有年。近2月加重。素体盛实，体肉丰肥，心悸自汗，动则加重，畏寒喜暖，手足冰凉，时伴胸前区憋闷且痛。曾做心电图提示：窦性心动过缓，偶发心律不齐。遂辨：心阳不振，水湿上泛。立法：温通心阳，利水止悸。方药：桂枝尖6g，云苓块20g，清半夏9g，焦白术12g，炮附子6g（先煎），杭白芍15g，远志肉9g，生薏仁15g，薤白头9g，炙甘草9g。7剂。

二诊：药后畏寒及手足发凉好转，心悸稍轻，自汗不减，胸痛未作。上方加浮小麦30g，煅龙牡各30g（先煎），五味子9g。再进7剂。

三诊：自汗较前减轻，唯汗出时有恶风，余无任何不适。上方加生黄芪12g，青防风12g。14剂。也即以玉屏风散，固卫实表之意。

四诊：药后诸症悉减，心率较前增快，心率达到68次/分，比原来提高16～18次/分。心电图：大致正常。上药继服二十余剂。另：金匮肾气丸1丸，每日服2次，早晚空腹，以巩固疗效。

2. 脾阳虚　症见面色萎黄无华，形寒肢冷，气短懒言，纳呆食少，腹中冷痛，肠鸣飧泄，甚至完谷不化，喜温喜按，舌淡，苔白，脉虚弱。当拟温中健脾。方药以附子理中汤加减。若胃痛喜按加白檀香、嫩桂枝、杭白芍；食入反吐加扁豆、半夏、陈皮、生姜片；腹中冷痛加台乌药、吴茱萸；大便稀溏，泄泻不止加肉豆蔻、川花椒、土炒白术、诃子肉、广木香。

病案举例：于某，女，37岁。干部。腹痛泄泻半年余，经查诊为慢性肠炎。刻下：腹痛发凉，口淡纳呆，肠鸣泄泻日行3~4次，自感气短乏力，舌淡，苔白滑，脉沉弱而缓。屠老认为，此系脾阳不振，中运失健。当拟温脾益气，散寒利湿。方药：炮附子9g（先煎），淡干姜9g，土炒白术12g，云苓块15g，广木香9g，升麻炭9g，吴茱萸6g，川黄连3g，炒白芍12g，伏龙肝12g，炒山药12g，台党参9g。7剂。

二诊：药后腹痛减轻，泄泻每日2~3次，气短乏力稍好，唯不得进食，上方加阳春砂6g（后入），莲子肉12g，焦谷麦芽各9g。7剂。

三诊：药后诸症悉减，上方继服14剂。另配香砂养胃丸1/3袋，附子理中丸1丸，每日2次，早晚空腹服。随访未见复发。

3. 肺阳虚　症见面色㿠白，后背部发凉如掌大，咳嗽白痰清稀如泡沫状，胸部憋闷，遇寒加重，舌淡，苔白润，脉象细弱无力。立法：温肺散饮，利湿止咳。方药干姜甘草汤主之。若白痰如泡沫状清稀量多可加法半夏、云苓块、白芥子、款冬花、制紫菀；胸憋甚加广郁金、嫩苏梗；遇寒加重可加青防风、麻黄、桂枝。

病案举例：秦某，男，57岁。慢性气管炎哮喘二十余年。近一个月加重。平素身感恶寒喜暖，体肉丰肥，咳嗽痰多清稀色白如泡沫状，遇风寒则咳嗽加重，胸部憋闷，后背喜捶，夜间加重，二便如常，舌质淡，苔白滑，脉象细弱而缓。辨证：

肺寒湿盛，失于宣降。立法：温肺散寒，利湿定喘。方药：炙麻黄9g，杏仁泥9g（后入），制紫菀12g，淡干姜9g，生薏仁12g，嫩苏梗9g，白芥子9g，云苓块15g，法半夏12g，薤白头9g，茅苍术9g，广陈皮10g。7剂。

二诊：药后胸部憋闷减轻，痰量减少，质地较稠，咳嗽亦轻。唯身感恶寒不减。屠老认为：此患者肺阳虚，使阳气不布而然，肺主皮毛，毛皮属表，以致卫阳失于固表，表气虚而身感时时畏寒恶风。鉴于此，上方加玉屏风散即生黄芪15g，青防风9g，白术12g。7剂。

三诊：药后诸症大减，畏寒恶风稍轻。继服三十余剂，而如常人。

4. 肾阳虚　症见神疲倦怠，面色㿠白，形寒肢冷，腰背酸痛，遗精阳痿，五更泄泻，下利清谷，小便清长或遗溺不禁，舌淡体胖大、边有齿痕，脉沉迟无力。当拟温肾助阳。方药：金匮肾气丸或右归丸加减。若腰背酸痛较重加杜仲炭、金毛狗脊、川续断、桑寄生；阳事不举，命门火衰者加阳起石、菟丝子、巴戟天、仙茅、仙灵脾、生草梢；遗精频繁者加刺猬皮、金樱子、芡实米、桑螵蛸、煅龙牡、莲须、五味子；遗尿不禁加覆盆子、益智仁、台乌药、阳春砂；尿少浮肿者加云苓皮、盐泽泻、冬瓜皮、车前子、汉防己、生姜片、炮附子、肉桂心；五更泄泻，下利清谷者加补骨脂、肉豆蔻、吴茱萸、五味子、炒白芍、炒薏仁、诃子肉，甚者加赤石脂、禹余粮。

病案举例：张某，女，52岁。慢性肾炎近4年，现症：腰痛且酸，双下肢浮肿，按之凹陷不得即起，时有呕恶，不思饮食，畏寒肢冷，小便短少，舌质淡黯，苔白滑而腻，脉象沉细弱而缓。尿检：蛋白（+++），RBC1~2，WBC1~3，黏液丝（++）。屠老认为，此乃素体阳虚，湿邪太盛，命门火衰，膀胱气化失司，水湿潴留，下溢乃著。治以温肾助阳，化气行水。方药：肉桂6g，炮附子9g（先煎），盐泽泻20g，胡芦巴12g，车前子20g，云苓皮30g，巴戟天12g，大熟地12g，缩砂仁6g（后入），石韦叶12g，益母草15g，凤眼草9g。

二诊：7 剂药后，浮肿见消，余症同前，再进 7 剂。

三诊：药后浮肿再消，小便量较前为多，腰痛好转，但仍酸楚，不呕恶，但纳呆。上方加杜仲炭 12g，桑寄生 30g，莲子肉 15g，焦三仙各 10g。继服 14 剂。

四诊：药后尿检：蛋白（++），RBC0~1，浮肿已消，但感气短乏力，腰酸好转，饮食渐进。屠老认为，气随尿泄，故有气短乏力是症。上方加太子参 12g，淮山药 12g。继服 14 剂。

五诊：药后诸症悉减，自感气力有增。效不更方，又进五十余剂。另：金匮肾气丸 1 丸，每日服 2 次，早晚空腹服用。尿检：蛋白（+），RBC0~1。

（三）气虚

1. 心气虚　症见心慌气短，乏力自汗，言微语低，动则加重，舌淡、边有齿痕，苔薄白，脉象沉弱无力。当拟补益心气。方药：柏子养心汤加减。

病案举例：徐某，男，56 岁。心慌气短一年余。刻下：倦怠乏力，心慌气短，眠差自汗，稍劳加重，时感心中空虚，喜按方舒，食后胸憋，二便尚渊，舌淡，苔白，稍有齿痕，脉象沉弱而缓，时有结代。屠老认为：气虚则推运血液能力减弱，心失所养，则有心慌气短；气为阳主功能，气虚表失固摄，故有自汗乏力；食后胸憋，主要为气虚运化失健，而有食后困顿，胸中大气不足而现胸憋。治以益气养心。方药：太子参 15g，柏子仁 12g，远志肉 12g，炒枣仁 9g，五味子 9g，炙黄精 9g，浮小麦 30g，炙甘草 9g，生龙牡各 12g（先煎），云苓块 15g，生白术 9g，桂枝尖 3g。

二诊：3 剂药后症状同前，舌脉同前。上药再进 7 剂。

三诊：药后症状有所减轻，但自汗仍多，上方加生黄芪 12g，青防风 9g，麻黄根 6g，生龙牡改为煅龙牡各 30g。7 剂。

四诊：药后症情大有好转，自汗稍差，精神转佳。效不更方，再服 14 剂而安。

2. 脾气虚　症见面色萎黄，气短乏力，倦怠嗜卧，纳呆腹胀，大便偏溏，舌淡，苔薄，脉象软弱少力。治以益气健脾。方药香砂六君子丸加减。气短乏力较甚加太子参、淮山药、炙黄精；纳呆腹胀重者加莲子肉、焦三仙、川厚朴；大便偏溏加炒薏仁、炒白芍、炒扁豆。

病案举例：于某，女，37岁。纳呆腹胀一年余。形体瘦弱，周身乏力，不思饮食，稍食则腹胀，大便少成形，2～3天一行，舌淡边齿痕，脉象软弱。遂辨：脾虚失健。立法：健脾益气。方药：焦白术9g，砂仁6g（后入），川厚朴10g，太子参12g，莲子肉9g，吴萸炒黄连6g，炙鸡金9g，焦三仙20g，腹皮子各6g，建神曲9g，半夏曲9g。

二诊：4剂药后，腹胀好转，仍不思饮食。上方加白豆蔻9g，藿香梗9g，生山楂9g。7剂。

三诊；药后胃口渐开，已稍能进食，但无味，舌质淡，苔薄白腻，脉象沉弱。上方再进14剂后，基本恢复正常。后以启脾丸2丸，配参苓白术丸1/3袋，早晚各服一次，以资巩固。

3. 肺气虚　症见面色㿠白，气短声低，自汗乏力，或咳嗽，易患感冒，舌淡，苔薄，脉软弱少力。当拟补益肺气。方药：补肺汤加减。若肺气虚引起肾虚，金不生水，则有腰痛且酸，动则气喘者加蛤蚧、冬虫夏草，或服黑锡丹；自汗不止加煅龙牡、麻黄根、浮小麦、五味子。

病案举例：赵某，64岁。支气管哮喘四十余年。每至春秋咳喘复发，现症身冷发热，大汗淋漓，胸憋气粗，咳嗽稀痰，动则加重，甚则咳嗽遗尿，饮食不香，二便如常，舌淡体胖大，苔薄白边有齿痕，脉象沉细弱少力，左脉稍浮。遂辨：肺气不足，外感风寒。立法：解表散寒，宣肺止咳，佐以益气。方药：青防风9g，荆芥6g，炙麻黄3g，杏仁6g，苏梗9g，桑白皮9g，制紫菀9g，净枳壳9g，瓜蒌皮5g，清半夏9g，太子参9g，甘桔梗6g。3剂。

二诊：药后外感已解，痰量减少，但黄黏稠不易咯，胸部仍憋，偶有遗尿。上方减防风、荆芥，加青竹茹9g，胆南星6g，制白前9g，广郁金6g。4剂。

三诊：胸憋减轻，心中快然，仍感气短，动则加重，上方加炙黄精9g，太子参18g。7剂。

四诊：自感药后气力有增，汗出减少，饮食好转。上方又进14剂。配以咳喘舒1支，固本止咳片5片，每日服2次，以进一步巩固疗效。

（四）血虚

1. 心血虚　症见面色苍白而不华，心悸怔忡，失眠健忘，多梦易惊，舌淡，苔白或黄，脉象细或结代。治以养心益血。方药：天王补心丹加减。心悸怔忡较甚加朱寸冬、朱远志、朱茯神；失眠健忘加炒枣仁、夜交藤、桂圆肉、生阿胶；多梦易惊加盐知母、盐黄柏、生龙骨、朱砂粉。

病案举例：吴某，女，38岁。头晕心慌有年，近因事烦恼不得入眠已近1个月。刻下：头晕目眩，心慌心跳，时有惊惕，急躁易怒，每次行经提前，量少色红，经后腹痛，舌质淡红，苔薄黄，脉细弱无力稍数。遂辨：血虚内热，心失所养。立法：清热凉血，养血宁心。方药：生石决明15g（先煎），白蒺藜9g，杭白芍12g，粉丹皮10g，朱茯神12g，朱远志9g，珍珠母12g，大当归12g，五味子9g，莲子心6g，焦山栀9g，炒枣仁9g，合欢皮15g。7剂。

二诊：药后头晕心慌稍减，能睡2~3小时，但乱梦纷纭，急躁易怒势减。上药加盐知柏各6g，夜交藤30g。7剂。

三诊：诸症均较前大有好转，舌脉同前。再进三十余剂，月经经期正常，经后腹痛消失。

2. 肝血虚　症见面色苍白，头晕目眩，耳鸣失聪，周身疲乏，或伴胁痛，易惊易恐，或月经不调，甚则经闭，舌质淡或青紫，脉弦细或细涩。法拟补肝益血。方药：四物汤加味。若头晕目眩加重者增明天麻、生石决明、双钩藤、女贞子；耳鸣加净蝉衣、霜桑叶、谷精草；胁痛加川楝子、元胡索、丝瓜络；惊恐不安加生紫贝齿、生龙齿、炒枣仁、远志肉。

病案举例：田某，男，54岁。头晕手麻半年余。刻下：头晕耳鸣，两目干涩，左手指牵及小臂部麻木，饮食尚可，二便尚调，舌质淡，苔薄黄，脉象沉细弱且涩滞。遂辨：肝血不足，经脉失养，清窍失荣。立法：补益肝血，养血荣筋，上营清窍。方药：生石决明15g（先煎），白蒺藜9g，鸡血藤30g，大当归15g，大熟地12g，川芎3g，杭白芍15g，淡木通6g，霜桑枝30g，净蝉衣6g，生龙牡各24g（先煎），女贞子9g，云苓块12g。7剂。

二诊：药后症状同前，未见转机。上药加杭菊花12g。7剂。

三诊：药后头晕稍轻，耳鸣好转，麻木仍作。屠老认为“有形之血不能迅生”。麻木以血少不能养筋所致，非服几十剂而不得见功。故上方又进24剂。另：当归片5片，每日服3次。

四诊：自感麻木较前好转，但左手食指尖时有胀痛，时有刺痛，交替出现。屠老认为：此乃佳兆，是因为血液充盛，直达末梢，但血中稍有瘀滞，故上方加桃仁9g，红花9g。又进三十余剂。另用生桑枝熬水浸泡。随访麻木已消，诸症皆蠲。

按：屠老认为，虚劳是多种慢性消耗性疾病，经久不愈导致脏腑亏损、气血阴阳不足的结果。临证时，辨证要以气血阴阳为纲，五脏虚候为目，采取“虚则补之”，“损者益之”之治疗原则为主，佐以祛邪为辅，分清主次，兼顾治疗。施用补法，不可盲目峻补，以防过补易壅适得其反。

消渴

一、辨证论治

屠老根据多年的临床经验，认为消渴病虽分为三消，但初期患者大多与阴虚内热，津液枯涸有关，后期才导致阴虚及阳。正如《临证指南》所言："三消一证，虽有上、中、下之分，其实不越阴亏阳亢，津涸热淫而已。"所以屠老在潜心辨证，拟方施药上，一般多采用滋阴清热之法。方药如：天花粉、肥玉竹、耳环石斛、麦门冬、大生地、粉丹皮、盐知柏、北沙参、淮山药、润元参、生藕节、黑桑椹、大乌梅、野百合、生扁豆、白豆蔻。若夹湿热者可加藿香梗、佩兰叶、绵茵陈、云苓块、莲子心、白通草；若痰湿盛者可加瓜蒌皮、化橘红、清半夏、生薏仁；若兼气虚者可加太子参、炙黄精、西洋参；若兼肾阳不足，阳气亏虚者加肉桂、制附片、盐泽泻、肉苁蓉、巴戟天等。

二、病案举例

1. 朱某，男，67岁。糖尿病年余。自感体重下降，明显消瘦，疲乏无力，口干口渴，善食易饥，时伴胃脘部空虚感，夜间多尿。近3月至夜间周身瘙痒，易生疮疖。化验：血糖220mg/dl，尿糖（++++），血压150/90mmHg，舌质红，苔薄黄且干，脉象弦细稍数。遂辨：气阴两虚，肺胃火盛。立法：益气养阴，清热生津。方药：太子参24g，耳环石斛2g，淮山药12g，润元参15g，生熟地各15g，白豆蔻9g，天麦冬各12g，盐知柏各9g，天花粉30g，枸杞子12g。7剂。

二诊：药后诸症悉减，口干口渴好转，饮水减少，时感周身疲乏，舌质红，苔薄尚润，唯小便频数，脉象沉弦细。上方加金樱子15g，芡实米12g。继服14剂。

三诊：药后疲乏未减，尿频好转。上方减知柏、石斛，加五味子9g，十大功劳叶15g。继服14剂。

四诊：一个多月间，上方又连服二十余剂。诸症明显好转，空腹尿糖（+），血糖140毫克%，口干微渴，大便稍溏，三消症状不明显。继以方药：太子参、元参各15g，山药12g，麦门冬15g，大乌梅9g，生扁豆15g，生熟地各15g，白豆蔻12g，川石斛2g，炙黄精9g，五味子9g，野于术9g。上方加五倍子，研为细末，水泛为丸，如梧桐子大，每次饭后服，每日服2次，每次6g，以资巩固。患者服一料后，血糖、尿糖均已正常。

2. 某，女，34岁。主诉：夜间盗汗二月余，全身尽湿，2月前体检发现：空腹血糖180毫克%。刻下：口干口渴，饮不解渴，手足心热，心烦纳差，皮肤瘙痒，舌红，脉沉弦且细。遂辨：气阴两伤，阴虚肝热。立法：益气养阴，清热平肝。方药：醋柴胡9g，赤白芍各9g，焦山栀9g，粉丹皮9g，生龙牡各15g（先煎），生熟地各12g，白豆蔻9g，地骨皮15g，生麦芽30g，莲子心9g，莲子肉12g，天花粉30g，煨葛根3g。

二诊：7剂药后，盗汗减少，五心烦热减轻，仍感口干思饮，舌脉同前。上方加大乌梅9g，麦门冬12g，润元参15g。14剂。

三诊：药后诸症悉减，尿糖、血糖均已正常。后改麦味地黄丸，每日2次，每次1丸。

3. 胡某，男，32岁。上感3日，头痛头昏，身冷高热，体温38℃，服西药后，体温稍降。但出现口中干渴，饮不解渴，每日饮水2~3暖瓶，伴有腰痛，小便频数，每日十余次，量多色微黄，茎中隐痛。诊为：泌尿系感染，糖尿病。化验：尿糖（++），血糖230毫克%，尿常规：蛋白（++），红、白血球（白细胞）满视野。刻下：患者体肉丰肥，面红稍浮，胸憋气粗，善太息，三消症状不明显。舌质红绛，苔白厚而腻，脉象实大。遂辨：心胃积热，肾阴亏虚。立法：清心泻热，补肾滋阴。方药：太子参15g，知母12g，天花粉30g，淮山药15g，川贝母12g，野百合15g，生石膏30g（先煎），粉丹皮12g，润元参15g，炙黄精9g，淡木通6g，白茅根30g，生藕节30g。7剂。

二诊：药后心烦口渴减轻，唯周身乏力，心悸气短，腰痛尿频，舌绛，苔白腻而厚，脉象沉弦且数。屠老认为：病本阴虚，湿热较盛，当滋阴清热利湿为治。方药：生熟地各12g，丹皮9g，寸冬15g，枸杞子15g，北沙参15g，莲子心9g，藿香梗9g，佩兰叶12g（后入），盐泽泻15g，猪茯苓各12g，川萆薢12g。7剂。

三诊：药后腰痛略减，唯感心悸气短，全身少力。上方加桂圆肉12g，朱远志9g，肥玉竹15g。14剂。

四诊：药后诸症均减，自无所苦，舌质红，苔薄黄滑，脉象沉细稍弦。上方继服二十余剂，查血糖108毫克%，尿糖（±）。后改知柏地黄丸，每次1丸，每日服两2次，以巩固疗效。

按：屠老认为，消渴一证，大多由营养过剩，长期食入膏粱厚味，嗜酒肥甘，助湿生热，火热灼津，阴液大伤，导致肺、胃、肾之阴不足而现上中下三消之证，治疗时应根据症状反映，探本求因，找出主要矛盾。一般初期治疗大多采用清热养阴之法，以求其本。再辅以兼证，随证加减，以治求标。倘若病情迁延，或失治误治，则有阴损及阳之弊。后期造成阴阳诸不足，治疗必须益阴以济阳，或阴阳两治（双补）。另外一方面药物治疗，一方面还要谨遵医嘱，加强适当的锻炼和节制饮食，这样才能达到愈疾的目的。

疟 疾

疟疾多因感受疟邪所致，是一种以间歇性寒战、高热、出汗为特点的病证，大多休作有时。由于人体感邪轻重不同，老少有别，体质差异以致阴阳有所偏盛，故有一日一发，二日一发，或三日一发等不同证型。临床中首先要辨明寒热往来，是与伤寒论中提到的少阳证共有的症状，但疟疾发作有时，且不呕恶，而少阳证则有欲呕。临床疟疾又分为：温疟、牝疟、疟母、瘅疟等。温疟为热多寒少，牝疟为寒多热少或但寒不热，瘅疟为但热不寒，疟母为反复发作胁下有结块。

一、瘅疟

病案举例：张某，女，36 岁。因出差到湖南 2 周。在回京前 4 天，自述周身乏力，高烧不退，体温 38.9℃，咽干口燥，鼻中出血，当地注射青霉素及口服消炎药，但仍感时好时复。刻下：每感上午 9 时左右壮热汗出，但不畏寒，气粗胸憋，口渴喜冷饮，烦躁不宁，直至午后身热渐退，烧退后精神萎靡不振，烧时面赤唇红，肌肤灼热，舌质红绛，苔薄黄少津，脉象洪数，两尺微弱。屠老认为，但热不寒，高烧定时发作，但不呕，当属瘅疟无疑。遂辨：热郁于内，伤阴耗津。当拟甘寒生津，救阴清热之法。方药：大生地 15g，南沙参 15g，麦冬 12g，生石膏 30g（先煎），青连翘 10g，天花粉 15g，淡竹叶 9g，鲜芦茅根各 30g，粉丹皮 12g，肥玉竹 12g，生藕节 30g。

二诊：3 剂后烧退汗止，余症悉减，二便尚调，舌质红润，脉象细数。屠老认为：高热虽解，余热未尽，当以六味地黄汤养阴凉血，巩固疗效。方药：大生地 15g，粉丹皮 12g，盐泽泻 12g，淮山药 15g，山茱萸 6g，杭白芍 9g，当归 15g，天花粉 15g，地骨皮 9g，莲子心 9g。再进 7 剂而愈。

二、正疟

病案举例：李某，男，38 岁。患者寒热往来近 2 月。先每日发作 2 周后，又改间日发作，每次发作都在午后 3 时左右，先寒后热。冷时发抖不止，多加衣被而不解，无汗；热时扬手掷足揭被解衣仍不安而汗大出，头痛欲裂，胸懑不食，口苦心烦，脘腹胀满，舌苔厚腻，脉弦滑而大。屠老认为：湿遏热伏，枢机不利。遂拟和解枢机，清热利湿。方药：柴胡 9g，枯黄芩 12g，清半夏 12g，茯苓块 15g，藿香、佩兰各 9g（后入），草豆蔻 9g，生姜片 6g，青竹茹 9g，川厚朴 9g，生谷麦芽各 9g，茅苍术 9g，常山 6g。

二诊：4 剂药后，疟发已轻，寒热已除，头痛减轻，胸腹胀满好转，舌苔转薄，脉弦滑，唯不思饮食。上方减常山、草豆蔻，加缩砂仁 6g（后入），建神曲 12g，莲子肉 12g。7 剂后已如常人。

三、疟母

病案举例：郝某，男，21 岁。患者来京上大学已 2 年。1 年前曾发寒热有时，后经当地医院调治，寒热已蠲。唯左胁下疼痛，触之有痞块，现有如拳头大小，肠鸣漉漉，身体瘦弱，面色不华，不思饮食，小便色黄，舌质淡黯，苔色灰白，脉左关独弦，右脉细弱。屠老认为，此系寒湿凝聚，气血不通，滞于胸胁。正如《难经》云“肝之积，名曰肥气，在左胁下如覆杯，两胁痛引小腹”。此疾渐结为癥瘕积聚又曰“疟母”。B 超提示：脾脏肿大。法当疏肝和脾，化积消痞。方药：生牡蛎 30g（先煎），炙鸡金 12g，制鳖甲 15g，川楝子 10g，元胡索 9g，青陈皮各 6g，焦山楂 15g。云茯苓 12g，广木香 9g，盐橘核 12g，北柴胡 6g，制香附 9g，台乌药 10g，生甘草 6g。

二诊：7 剂药后胁痛大减，积块同前，小溲黄赤，阴茎疼痛，大便稀薄，原方去北柴胡，加淡木通、生甘草改生草梢各 6g，桃红各 12g。外用化癥膏贴敷，每日换一次。

三诊：又服7剂后，触之硬块稍软，胁痛减轻可任轻触，阴茎痛减，自感腹部胀气且窜。屠老认为，癥积已动，气血流畅，但不调为是。遂再处方：生牡蛎30g（先煎），制鳖甲15g，炙鸡金12g，川厚朴10g，大腹皮10g，盐橘核12g，台乌药9g，川楝子9g，元胡索9g，焦山楂30g，桃红各12g，全当归15g，赤芍12g，吴萸炒黄连6g。

四诊：14剂后，积块较前稍小且软，触之不痛且滑动，腹胀气窜好转。上方加减再进六十余剂，积块消失，疼痛已蠲。

按：屠老认为，疟疾有寒热，外感之疾亦有寒热。但不同的发作形式是：外感寒热同时出现，而疟疾寒热是寒热不同时出现，是寒热往来，交替出现，类似《伤寒论》中的少阳证，但不同的是疟疾发作有时，定时定点，这也是疟疾与外感以及少阳证三者不同的鉴别要点。由于病理机制各异，治疗施药亦异。外感一般用以辛温或辛凉解表之法。如桑菊饮，银翘散，或麻黄汤等。少阳证病在半表半里之间，非辛温辛凉所能及，当以和解表里为治，小柴胡汤主之。疟疾之治要根据寒热之多寡，热多寒少为温疟；热少寒多或但寒不热为牝疟；但热不寒为瘅疟；疟母为反复发作，其特点为胁下有结块。温疟瘅疟当以甘寒生津，救阴清热之法，方如青蒿鳖甲汤；牝疟当以辛温开窍，芳香化浊之法，方如达原饮；疟母当以疏肝和脾，化积消痞之法，方如鳖甲煎丸、截疟七宝饮加味。另外在具体服药方法上，也是应当注意的。疟疾定时发作，服药最好的方法是，投与尚未或即将发作之前30分钟左右，此邪由里达表之时，最宜中病，收效最佳。如若延治或误治，病邪深伏于里，不但很难治愈，而且会反复发作形成疟母，损伤肝脾二脏，甚或数年之后再发。为防止疟疾留连不除，最根本的是一方面按时服药，一方面精心调护，切勿在即将痊愈之际，过于暴饮暴食肥甘厚味、辛辣茶酒之物，以免“病遗食复”。

腰 痛

一、病因病机

腰痛是指以腰部疼痛为主要症状的一类病证，可表现在腰部的一侧或两侧。屠老认为，腰乃肾之外府，故腰痛与肾有密切关系。腰痛可以单独一病出现，也可与其他症状同时出现。早在《素问·脉要精微论篇》指出："腰者，肾之府，转摇不能，肾将惫矣。"《金匮·五脏风寒积聚病》云："戎人身体重，腰中冷，如坐水中……腰以下冷痛，腹重如带五千钱。"《七松岩集·腰痛篇》亦云："然痛有虚实之分，所谓虚者，是两肾之精神气血虚也，凡言虚证，皆两肾自病耳，所谓实者，非肾家自实，是两腰经络血脉之中，为风寒湿之所浸，闪肭锉气之所碍，腰内空腔之中，为湿痰瘀血凝滞不通而为痛，当依据脉证辨悉而分治之。"

屠老认为，腰痛之作，大致可分虚实两途。虚者，肾之阴或阳不足；实者，或因风寒湿热，或久病血瘀，或外伤引起。在临床中虚实夹杂者颇多。其伤于风寒湿者，多因劳汗当风，当风取冷，冒雨涉水，居处潮湿，使之病邪自外自下而浸渍。又因风善行数变，寒邪凝滞收引，湿邪黏滞不化，重着不移，以致经脉受阻，气血瘀滞，运行不畅，疼痛而作。伤于湿热者，一者自外感受寒湿，自表入里，化热伤津；二者饮食失节，肥甘辛辣，助湿生热，经脉失养，伤阴耗血，疼痛乃作。其虚者缘由年迈，久病体虚，房劳过度，或因禀赋不足，以致肾精亏耗，筋脉失养而发生腰痛。其伤于外者，强力负重，或跌仆外伤，屏气闪挫，导致经络气血阻滞不通，瘀血内蓄而腰痛发作。然据临床观察：腰痛属于虚者十之七八，外感风寒湿热者十居二三。

二、辨证论治

屠老治疗首辨虚实，再探寒热，再审兼症。

1. 风寒湿腰痛　其症可见腰部冷痛且窜，或重着不移，转侧维艰，仰俯不利，或逢阴雨天则加重，得温稍适，舌苔白或腻，脉沉迟而缓。施以祛风除湿，散寒温经之品如秦皮、独活、细辛、威灵仙、淡干姜、茯苓、老鹳草、透骨草、追地风；偏于风者加青防风、荆芥穗；偏于寒加桂枝、伸筋草；疼痛较著加川乌、草乌、片姜黄、乳香、没药；偏于湿加麻黄、苍术、汉防已。

2. 湿热腰痛　其症可见腰痛发热，逢雨天或热天加重，活动后稍轻，小便短少色黄，大便黏腻不爽或秘，苔黄厚腻，脉象滑数或弦数。施以清热利湿、通络止痛之品如生薏仁、川牛膝、川萆薢、川楝子、盐知母、盐黄柏、猪苓、茅苍术、宣木瓜、忍冬藤、络石藤；偏热者加生石膏、青连翘、焦栀子；偏于湿热下注而小便黄少且浑、伴阴茎疼者加白通草、淡木通、赤小豆、车前子。

3. 肾虚腰痛　偏于肾阴亏虚者，腰酸且痛，下肢无力，面色潮红。五心烦热，心烦失眠，咽干口燥，舌红，少苔，脉弦细数。施以滋阴补肾、清热生津之品如二地黄、枸杞子、龟板胶、怀牛膝、地骨皮、粉丹皮、天门冬、麦门冬、盐知母、盐黄柏、猪脊髓；偏于肾阳不足者，与肉桂心、炮附子、菟丝子、枸杞子、杜仲炭、山萸肉、淮山药、巴戟天、金毛狗脊、桑寄生、川续断；若腰痛无明显阴阳虚者可用青娥丸与服。

三、病案举例

1. 胡某，男，33 岁。腰痛 2 周许，刻下：腰痛发烧，颜面浮肿，呼吸急促，小便频急热痛尿血，舌质红，苔薄黄滑，脉弦数。尿检：白细胞 6 ~8，红细胞满视野，蛋白（+ +）。西医诊断为急性肾炎。屠老认为，此系阴虚湿热下注为血淋病。治拟清热利尿，滋阴止血之法。方药：淡竹叶 9g，海金砂12g，大小蓟30g，石韦叶15g，萹蓄12g，瞿麦12g，淡木通6g，白茅根30g，野菊花15g，大生地15g，粉丹皮12g，车前子15g（包），生草梢9g。7剂。

二诊：药后尿急痛频热均大减，尿血已止，浮肿减轻，唯身时有发热。此系三焦气化渐复，湿热欲去之象。上方加青连翘12g。再进7剂。

三诊：小便已正常，浮肿已消，诸症悉减，无任何不适。尿检：正常。再进3剂以巩固。

2. 邵某，女，37岁。患者10年前曾患急性肾炎，经某医院用皮质类固醇激素治疗，好转出院。嗣后病情反复，经多方治疗效果不显。现症：面色㿠白而虚浮，腰痛膝软，倦怠乏力，畏寒肢冷，舌体胖大且质淡黯，苔水滑，脉沉细弱。尿常规：红血球（红细胞）（++），尿蛋白（+++），管型（+++）。屠老认为：此病迁延日久，由湿热化燥伤阴，阴虚累及阳虚。脏伤脾肾，阳气虚衰，气化不利。当温阳利水，健脾补肾。方药：桂枝尖5g，云苓皮30g，盐泽泻12g，土炒白术12g，炮附子6g（先煎），生姜片9g，车前子30g（包），益母草30g，鹿衔草20g，石韦叶15g，凤眼草12g，杭白芍12g。7剂。

二诊：药后小便量增多，身冷畏寒稍好，腰痛乏力亦减。尿检：蛋白（++），管型（++），红细胞（+），舌脉同前。继服14剂。

三诊：浮肿大减，诸症悉减，时感气短，舌尖红，质淡黯体胖大稍减，脉象沉弱稍数。此乃阳气复振，浊水下行，心火上浮，又因气随小便而泄。故有气短是症。上方加川黄连5g，太子参15g，炙黄精9g。继服14剂。

四诊：诸症悉减，别无任何不适。尿检：蛋白（+），管型（±），红血球0～2。上方继服30剂。另：金匮肾气丸1丸，五子衍宗丸1丸，以巩固疗效。随访未再复发。

3. 刘某，女，33岁。腰痛尿痛反复发作一年余。刻下：腰部酸痛并伴低烧，时有尿痛，头晕乏力，尤以下肢软弱较著，舌质淡红尖红，苔薄黄滑腻，脉沉弦细数。检查：左肾区叩击痛牵及左少腹至会阴部放射，尿常规：白血球10～12。屠老认为，肾阴不足，湿热郁结膀胱。拟以清化湿热，滋阴补肾之法。方药：金钱草30g，琥珀粉6g（冲），金银花12g，生熟地各12g，云苓块12g，盐泽泻5g，粉丹皮12g，白通草6g，灯心草6g，生草梢9g，盐黄柏9g，赤白芍各12g。

二诊：7剂药后，腰痛尿痛稍减，唯低热不除，下肢软弱。上方加地骨皮15g，青连翘9g，杜仲炭15g，桑寄生30g。再进7剂。

三诊：药后低热减轻，余症继减。再进二十余剂而病愈。

3. 吴某，女，38岁。右侧腰痛，痛时向右下腹放射，已近1年。近1周疼痛加重。曾至某医院做B超提示右肾及膀胱区各一结石。每次疼痛非服止痛片及注射针剂阿托品不能缓解。服西药如氟哌酸（诺氟沙星）、颠茄，注射庆大霉素无效，特来我门诊治疗。刻下：今晨尿呈暗红色，腰痛欲折，且伴下坠，小便淋沥不畅且发热而痛，舌红，苔薄黄，脉细数。屠老认为，此系湿热郁结，久酿成石。法当清化湿热，化石通淋。方药：生牡蛎30g（先煎），海金砂12g，炙鸡金9g，金钱草30g，冬葵子9g，桃红各12g，白茅根30g，萹瞿各12g，川牛膝12g，赤白芍各12g，淡木通6g，琥珀粉6g（冲）。7剂。

二诊：腰痛较前减轻，向下放射疼好转，唯口干尿赤，舌红，苔薄黄，脉弦细且数。上方继服14剂。

三诊：药后腰痛大减，疼痛在下腹正中刺痛，口干尿赤。上方加重冬葵子30g，车前子30g（包），生蒲黄9g。7剂。

四诊：昨日晨起尿时突然中断，且伴疼痛如针刺发热，小腹下坠感明显，尿色鲜红，舌质红，苔薄，脉沉弦细数。上方加大小蓟30g，粉丹皮12g，侧柏炭15g。7剂。

五诊：血尿已止，腰痛小腹部疼痛稍缓，排尿不爽，余症好转。上方再进 14 剂。

六诊：服第 9 剂药后，昨晚又突然小腹痛如刀割，欲解小便而不得解，用力时小便点滴且涩痛，遂后尿出如注，排出比花生米略小的结石一枚，表面光滑，血尿、疼痛消失，但尿道微有刺痛，神疲肢软无力。屠老认为：由于药中所用软坚化石、化瘀通淋之品，其性柔中带刚，力猛而竣，结石虽下，但湿热未尽，仍以清利湿热，佐以扶正之法。方药：赤白芍各 12g，淡竹叶 9g，大生地 12g，淡木通 6g，白茅根 30g，生藕节 30g，金银花 12g，粉丹皮 12g，太子参 15g，枸杞子 15g，淮山药 12g，猪茯苓各 12g，天花粉 15g。加减又进 14 剂而安。

按：屠老认为，腰痛一证，临床纯虚纯实者少，虚中夹实多见。上述所举病例，皆以本虚标实为著。湿热内蕴，膀胱气化不利，湿热无从出路，故下注而有腰痛及其他症状出现。或湿热郁久，而酿结石，虽阴虚是本，但急则治标，故大剂量清热利湿，化石通淋，佐以软坚活血之品如三金——金钱草、鸡内金、海金砂，再加生牡蛎、桃仁、红花、琥珀、赤芍等，使之力专而宏，直捣病邪，待邪气尽荡，再图以扶正益阴之品，健脾利湿之本，以杜绝湿热化生之源。这只谈及其中之一面，不论何种腰痛，只要审证求因，精心辨证，合理用药，都可获得满意疗效。

遗　精

一、病因病机

遗精是临床中很常见的一种疾病，多发于青壮年未婚者。成年已婚男子也可见。遗精是指不通过性交而精液自行泄出的病证。屠老认为，多因肾虚精关不固，或湿热下注，扰动精室，或君相火旺而精气离位，或房劳过度，阴虚火旺等所致。其中有梦而遗精者名为“梦遗”；无梦而遗精，甚至清醒时精液流出的名为“滑精”。此病与现代医学的神经衰弱、精囊炎、前列腺炎有关，特别是前列腺炎和精囊炎的炎性刺激影响最大。

二、辨证论治

屠老认为，对于遗精一证，首辨虚实，治疗才有方寸。实证：大多由湿热痰火下注，内扰精室，或青壮年阳气偏亢，心火相火两燔，火热灼精，精液溢出。其临床见症：发病时间较短，遗精频作，有梦或无梦，心急易怒，咽干口苦，大便干燥或黏腻不爽，小便短赤，舌红苔黄或腻，脉弦滑数。虚证：多因肾气不足，精关不固，或阴虚火旺。其症可见：发病时间较长，过劳则遗精，或滑精频作，头晕目眩，耳鸣失聪，腰酸肢软，心悸怔忡，健忘失眠，四肢困倦，面色萎黄或少华，或潮红，或伴五心烦热，颧红盗汗，舌质淡或红绛，苔薄白或黄，脉象沉细弱或数。

1. 湿热下注、内扰精室　常用清热利湿之法。药如：川牛膝、生草梢、滑石块、龙胆草、莲子心、生薏仁、野菊花、金钱草、茅苍术、盐黄柏、川萆薢、赤小豆、车前子、莲子须、萹蓄、瞿麦、白通草、淡木通等。

2. 心火偏亢，相火妄动　常用清心泻热之法。药如：川黄连、肉桂心、焦栀子、粉丹皮、淡竹叶、野百合、盐知母、盐黄柏、枯黄芩、灯心草等。

3. 肾虚不固、封藏失摄　常用补肾益气，固涩止遗之法。药如：补骨脂、巴戟天、仙茅、仙灵脾、炮附子、肉桂心、吴茱萸、肉豆蔻、胡芦巴、石榴皮、黑核桃、肉苁蓉、诃子肉等。

4. 阴虚火旺、精气离位　常用大补阴精，清热降火，以安精室之法。药如：制龟板、制鳖甲、大生地、大熟地、淮山药、粉丹皮、山萸肉、枸杞子、菟丝子、五味子、黑桑椹、黑芝麻、生阿胶、煅龙牡、女贞子、旱莲草、天门冬、夜交藤、杭白芍、黄鱼螵、刺猬皮、杜仲炭、桑寄生、金樱子、川续断等。若遗精不止，精关不固者可加五倍子、核桃肉、地骨皮、芡实米、煅乌贼骨、煅龙齿、黄鱼肚等。

三、病案举例

1. 胡某，男，22岁。遗精有年，近来加重，刻下：头晕头痛，周身乏力，眠差梦多，心烦口苦，腰酸膝软，小便艰涩不爽色黄且混，尿后余淋，舌质红，苔黄厚腻，脉象弦滑数。西医检查诊为前列腺炎。屠老认为此系素体阴虚湿热，下扰精室。法以清热利湿，佐以养阴。方药：白蒺藜9g，杭菊花12g，滑石块15g，川萆薢12g，车前子12g（包），盐知母9g，盐黄柏9g，白通草6g，野菊花30g，川牛膝9g，白茅根30g，生藕节30g。4剂。

二诊：自感小便尚利，腰酸好转，唯头晕时痛不减，睡眠欠佳，心烦口苦稍轻，舌脉同前。上方加生石决明30g（先煎），莲子心9g，焦栀子9g。7剂。

三诊：1周来，遗精只发作1次，有梦但醒后记不清，余症皆减，舌质淡，苔薄黄，脉沉细稍弦。上方继服20剂。另：分清止淋丸1/3袋，六味地黄丸1丸，每日2次，早晚空腹服。遗精7~8天1次，上药隔日1剂。丸药按上法服用，以资巩固。

2. 付某，男，19岁。遗精3～4个月，自无任何不适。刻下：遗精1周3～4次，饮食尚可，睡眠梦多，阳物易举，舌质红，少苔，脉象弦细数。遂辨：阴虚火旺，封藏不固。立法：清热养阴，固涩止遗。方药：金樱子15g，旱莲草9g，盐知柏各9g，莲子心9g，莲子须12g，粉丹皮12g，生熟地各12g，煅龙牡各30g，川黄连6g，肉桂心3g，天麦冬各9g，朱远志12g，朱茯苓15g，五味子9g。7剂。

二诊：药后1周，只有1次遗精。但仍阳物易举，每晨起尤著，余症未现。屠老认为此乃阴精大亏，相火炽盛，似属强中病。上方加昆布15g，制龟板24g，海藻60g，生牡蛎30g。再进21剂。遗精基本控制，阳物易举已蠲。

3. 齐某，男，48岁。结婚已25年。现症：遗精二月余，1个月前曾至西医检查诊为：前列腺肥大及炎症。每次行房前，自感恐惧，失败次数较多。刻下：睾丸及阴茎发凉，偶时龟缩入囊，时牵引小腹及腰部酸疼，小便滴沥不尽，会阴部自感发胀，下肢发凉，大便时有溏泻，每晨起必至厕，舌质淡红，苔薄黄滑，脉象沉细稍缓。遂辨：肾气不足，命门火衰，封藏不固。立法：补肾助阳，固肾止遗。方药：补骨脂9g，仙茅9g，仙灵脾9g，肉桂心6g，巴戟天12g，阳起石9g，锁阳9g，川黄连6g，盐橘核9g，益智仁6g，大熟地15g，淮山药15g，煅龙牡各30g，云苓块15g。7剂。

二诊：药后遗精2次，精稀色白，腰酸发凉好转，大便偏溏亦轻，舌脉同前。上方加五倍子9g，五味子12g。7剂。另加金匮肾气丸1丸，五子衍宗口服液2支，每日2次，早晚空腹服用。

三诊：药后遗精未作，自感气力有加，余症悉减。上方再进三十余剂，丸药继服，以巩固疗效。

按：屠老认为，对于遗精一证，治法不同，一般来讲，男子青壮年未婚者，多由于忧思淫欲过度而精气离位，溢淫于外，此乃君相火旺所致。治疗多采用清心宁神，滋阴降火为治，而成年男子已婚者，一般多为房劳过度，房事不节，伤阴及阳，由阳及气，气虚失摄，精关不固，封藏失职，治疗多采用补肾助阳，益气固摄之法。若患者平素喜食肥甘辛辣厚腻之品，久酿湿热，湿热壅盛而下注，精室被扰而有此证，治此当以清热利湿为急务。

水 肿

一、病因病机

水肿是指水液泛溢肌肤，引起头面、眼睑、四肢、腹背甚至全身浮肿的病证。屠老认为，水肿的起因，正如《医学入门》中提出的那样，在外冒雨涉水，或感受风寒暑湿之邪，使之肺气失宣，中运失健，膀胱气化不行，水道不通，泛溢而成。在内饮水过多，嗜茶酗酒，饮食失节，劳累太过，房事无度，损伤脾肾，或产后和久病，导致脾虚运化失健，肾虚不能化气行水而作。一般以肺、脾、肾三脏功能不调，此乃致发水肿之主要病机。

二、辨证论治

在治疗上，屠老善用宣肺、醒脾、健脾、温肾、行水之法。宣肺主以麻黄加术汤，越婢加术汤，偏寒的小青龙汤，偏热的麻杏石甘汤；醒脾主以藿朴夏苓汤，麻杏薏甘汤，三仁汤；健脾主以四君子汤，参苓白术散，防己黄芪汤；温肾主以防己茯苓汤，青娥丸，金匮肾气丸，济生肾气丸，真武汤；行水主以五苓散，五皮饮；实证水肿不去者乃施己椒苈黄丸。

三、病例举例

1. 马某，女，36 岁。水肿 2 年，颜面浮肿，头面恶风，双下肢至足踝部肿胀，按之没指不得即起，小便短少色白，时有尿沉淀浑浊不清，伴有气短乏力，食少嗜睡，精神萎靡不振，舌淡，苔白且润，脉象沉细少力。尿检正常。遂辨：脾肾两虚，气不化水。立法：温肾实脾，利水消肿。方药：嫩桂枝 6g，茯苓皮 30g，五加皮 12g，补骨脂 9g，益智仁 6g，车前子 20g，盐泽泻 15g，川杜仲 12g，川牛膝 12g，黑料豆 15g，炙黄精9g，焦白术9g。7剂。

二诊：药后颜面浮肿稍减，头面恶风好转，下肢浮肿亦轻，食欲渐开，舌脉同前。继服14剂。

三诊：药后浮肿大减，小便量多色白，时感头昏神倦，气短乏力，腰酸作胀，脉沉细。上方加淮山药12g，桑寄生30g，川续断24g。再进14剂。

四诊：药后气力有增，时有午后下肢稍肿。上方加生槟榔6g。14剂。另配青娥丸和人参健脾丸，以资巩固。随访基本正常。

2. 米某，女，27岁。恶寒发热已近3个月。头面肿胀，骨节酸痛，足踝微肿，小便短少，伴有胸闷喘咳，口干口渴不欲饮水，舌质淡红，苔白滑，脉浮弦滑。辨证：风寒束肺，壅滞不宣，水湿停蓄。立法：解表散寒，宣肺平喘，利水消肿。方药：防风9g，川羌活6g，杏仁9g，麻黄6g，紫菀12g，桔梗9g，葶苈子6g，苏叶9g，茯苓15g，广陈皮9g。4剂。

二诊：药后寒热已除，汗出喘平，颜面浮肿略减，食纳转佳，口淡乏味，足踝仍肿不减，苔白脉弦。上方加胡芦巴30g，生槟榔3g，白通草6g，车前子20g。7剂。

三诊：药后颜面微浮，时有足肿，食纳有佳。上方再进7剂。化验：尿蛋白已消。

四诊：肿胀尽消，睡眠饮食如常，二便尚调，舌脉同前。又进7剂，予以巩固。

3. 吴某，男，32岁。腹胀腹肿牵及下肢肿胀尤甚，按之没指已二十余日。伴心慌心跳不得平卧，胸憋气短，时有喘咳，小便短黄，大便3日不行，苔黄厚，脉弦滑。辨证：湿阻气机，水湿盛实。立法：行气利水，攻逐水邪。方药：川椒目9g，防己15g，大黄9g（后入），青皮9g，茯苓皮30g，葶苈子9g，大红枣6g，胡芦巴30g，盐泽泻20g，大腹皮12g，车前子15g（包），白术12g。4剂。

二诊：药后大便溏泄、每日5～6行，腹胀腹肿稍减，小便黄，下肢仍肿同前。上方减大黄，加二丑粉6g（同煎）。7剂。

三诊：药后腹肿减其大半，诸症悉除。时感腹部不适，且伴发凉，时有恶心食少，苔薄微腻，脉沉弦。上方加生姜3～4片，台乌药9g。7剂。

四诊：下肢肿消，纳食好转。依上药再进7剂而愈。

4. 杨某，女，48岁。颜面眼睑浮肿月余。自感颜面肿胀，肌肤麻木且发厚如虫行，饮食睡眠均可，二便如常，舌淡，苔薄白微腻，脉浮细而濡。辨证：肝脾不和，营卫不调。立法：舒肝和脾，调和营卫。方药：青防风9g，桂枝尖3g，香白芷6g，川芎3g，白蒺藜9g，大当归12g，生薏仁15g，广陈皮9g，白僵蚕12g，茅苍术12g，生姜6g，白芍9g，净蝉衣6g。

二诊：4剂药后，诸症悉减。再进7剂。

三诊：药后时有面部虫行之感，舌脉同前。上方加丝瓜络9g，淡木通6g，泽兰叶9g，双钩藤9g。又进14剂。

四诊：虫行之感已消，诸症悉平。再服6剂，以维持疗效。

按：屠老认为水肿首先要与气肿鉴别。在临床中，有不少病例出现气水不分，以致疾病缠绵不愈。气肿是身面虚浮，常以上半身为多见且按之凹陷即起；水肿是颜面、腹背、四肢，常以下半身为多见，且按之凹陷不得即起。这是辨别水肿与气肿之关键所在。水肿一般皆因肺脾肾及三焦水道之功能失调，水湿潴留而水肿乃作，此乃内因。外因致发水肿亦有之，但甚为少见。在临床中，导致水肿的病因病机，常有肺气壅滞，源头闭阻；脾失健运，水湿内生；肾阳不足，气不化水等。其治疗大多采用提壶揭盖法：宣肺开窍，以利水源；实脾利湿法：扶中健脾、运化水湿；温肾利水法：温助肾阳、气化利水。这与《素问·汤液醪醴论篇》所言的“去菀陈”，“开鬼门、洁净腑”之理是一致的。水肿一证，大多因阳气不振，脾气困顿，阳气不足，宣化运化气化失司，所以用药大多辛温甘温，因“水湿得温则行”。由湿热相合者有之，但很少见，常用清热利湿蠲饮之法治之。治疗水肿之证，由于大剂量行气利水、温阳利水，可以引起气阴两伤，所以要随时观察病情的变化，气虚补之，阴虚滋之，如此虚实兼并，收效才大。

癃闭

癃闭是指小便点滴难出，甚则闭塞不通为主症的一种疾患。本病相当于西医学中的尿潴留及无尿症。其中医学病机为三焦气化不利。屠老认为，小便之通利与否，与肺脾肾三脏有密切的关系，若肺失肃降、脾失运化、肾失气化均可引起癃闭。

一、辨证论治

1. 湿热下注型　小便点滴不通，或尿道灼热点滴不爽，腹部胀满，尿色黄赤，口苦且黏，口渴不欲饮，舌质红，苔黄腻，脉弦滑或濡数。主以清热利湿。常用中药：盐知柏、金钱草、川牛膝、茅苍术、车前子、赤小豆、白通草、淡木通、猪茯苓、滑石块、野菊花、生薏仁、川萆薢等。

2. 肺窍不利型　症见胸膈腻满，咽干烦渴，小便不爽，或点滴不通，舌红，苔黄腻或滑，脉象弦滑。主以宣肺开窍。常用中药：杏仁泥、制紫菀、嫩苏梗、苦桔梗、桑白皮、葶苈子、广陈皮、炙麻黄、生藕节、鹅枳实、广郁金、白通草等。

3. 心肝郁热型　症见情志抑郁，心烦善怒，胁腹胀满，口苦口干，小便短赤或通而不畅，舌红尖红，苔黄滑或干腻，脉弦滑数。主以舒郁清热。常用中药：合欢皮、青陈皮、川楝子、生草梢、淡竹叶、青竹茹、粉丹皮、霜桑叶、大生地、焦栀子、川黄连、淡木通等。

4. 肾阴不足型　症见腰酸且痛，下肢萎软无力，骨蒸潮热，遗精盗汗，五心烦热，尿少而赤，涩滞不通，舌质红绛，少苔，脉沉细数。主以滋阴补肾。常用中药：大生地、粉丹皮、枸杞子、杭白芍、地骨皮、黑桑椹、女贞子、猪茯苓、山萸肉、制鳖甲、制龟板、淮山药、天门冬等。

5. 肾阳不足型　症见面色㿠白，畏寒肢冷，腰痛乏力，尿少浮肿，小便点滴不畅或不通，舌质淡，苔白水滑，脉细缓少力。主以温肾助阳。常用中药：肉桂心、益智仁、附片、肉苁蓉、巴戟天、淫羊藿、五加皮、补骨脂、盐泽泻、台乌药、菟丝子、鹿角胶等。

二、病案举例

1. 李某，男，72岁。患小便不畅2周许，少腹胀闷不适，小便短赤，头晕心烦，面色黄赤，口唇干红，舌质红，苔白厚中黄，脉象沉数有力。患者现每日靠导尿多次维持，痛苦不堪。屠老遂辨：湿热下注膀胱，气机郁滞。立法：清热利湿，通调水道。方药：萹蓄12g，石韦叶15g，大小蓟各30g，金钱草30g，白茅根15g，淡竹叶9g，生草梢6g，淡木通6g，赤小豆30g，海金砂12g，大生地12g，车前子20g（包）。4剂。

二诊：药后小便得通，腹胀已除，舌苔渐退，脉象沉滑数。屠老认为：虽然小便通利，三焦气化来复，但湿热之邪未净。上方加野菊花30g，川萆薢12g。再进7剂而愈。

2. 张某，男，63岁。小便频数，滴沥难出，小腹胀满，头晕目眩，气短乏力，四肢欠温，腰酸膝软，舌淡，苔白，脉细弱少力。屠老认为，证系肾阳不足，命门火衰，气化不利。首当以补肾助阳，益气利水。方药：上肉桂6g，制附片9g（先煎），大熟地12g，怀牛膝9g，盐泽泻20g，淮山药12g，益智仁6g，车前子20g（包），茯苓15g，粉丹皮9g，白蒺藜9g，焦白术9g。7剂。

二诊：药后小便转长，时有小便滴沥难出，小腹胀稍减，余症同前。效不更方，再进7剂。

三诊：小便较前通畅，但次数较多，时伴心慌气短，腰酸膝软，头昏且沉，舌脉同前。上方加山萸肉9g，杜仲炭15g，何首乌、夜交藤各12g，龟板胶12g（烊化）。上方服用二十余剂，小便基本恢复正常。唯食辛辣肥甘之品太过，小便稍有不适，余症皆蠲。

3. 邹某，女，36岁。小便频数，短少色深，时有尿中带血。头晕耳鸣，腰酸乏力，食欲不振，颜面牵及下肢轻度浮肿，大便时干，舌质淡红，苔薄稍黄，脉象细数。屠老认为，此系脾肾两虚，下焦湿热。立法：健脾益肾，清热利湿。方药：马鞭草12g，蒲公英15g，白茅根30g，大熟地12g，白通草6g，地榆9g，猪茯苓各12g，生白术9g，太子参12g，滑石块12g，赤小豆30g，赤芍12g。7剂。

二诊：药后尿中带血已止，小便仍频，腰酸且胀，精神不振，颜面牵及下肢浮肿稍减，饮食减少，舌苔薄稍黄，脉象弦细数。上药加金钱草30g，淮山药12g。7剂。

三诊：药后小便已畅通，腰腿仍感酸痛，头部稍昏，饮食有加，浮肿稍轻，舌苔薄，脉细数。屠老认为：湿热之邪渐去，正气尚虚，肾阴不足。方以补肾益阴，利湿清热为治。方药：枸杞子15g，淮山药15g，杜仲炭15g，桑寄生30g，川续断30g，何首乌、夜交藤各15g，生熟地各12g，川牛膝9g，杭白芍15g，杭菊花12g，车前子30g（包），金钱草30g，猪茯苓各12g。上药再进三十余剂而安。

按：屠老认为，癃闭一证，临床虽较少见，但病的性质是很严重的。由于尿少或无尿，水液代谢紊乱，有毒的代谢产物不能及时排出，会引起肾功能损伤，引发尿毒症。现代医学的尿结石、前列腺肥大等，都会压迫或阻塞尿道，使小便点滴难出。中医学认为此病大多由于肾虚，膀胱气化失司，或湿热下注膀胱，气化受阻，或肺气闭郁，天窍不开，地窍不通，或阴虚液亏所致三焦是水液之通路，必赖肺、脾、肾之三化，即宣化、运化、气化而小便有成。所以在治疗时，应反复推敲，详审病因，精当辨证，正确用药，才有收效。

淋　证

一、病因病机

淋证是指小便短涩频数、滴沥刺痛、淋沥不尽，且伴小腹拘急，或牵引腰腹的病证。淋证是临床中常见的一种病证。其病机大多以膀胱湿热为主，且多因过度嗜酒肥甘，辛辣厚味而著成湿热，下注膀胱。热毒炽盛，小便灼热刺痛者为热淋。热盛伤络，迫血下行，则有小便艰涩疼痛带血之血淋。湿热蕴滞，久酿成石而为石淋。湿重于热，脾不升清，气化不利，小肠失于分清泌浊之职，脂液注入膀胱，随小便排出而为膏淋。上述所指为实证。倘若年老体弱，或劳累过度，房事不节以及久淋不愈，湿热耗灼正气，均可导致脾肾亏损，如遇劳即发，则为劳淋；中气虚弱，阳气下陷，则为气淋；肾气虚亏，下元不固，脂液下泄，尿液浑浊，则为膏淋；湿热日久，耗灼入血，血络受伤或肾阴枯涸，虚火灼络，尿中带血，则为血淋。若情志不遂，恼怒伤肝，气滞日久化热，膀胱气化失司，则有小便涩滞且痛，牵及少腹胀痛，小便点滴而出或余沥不尽，发为气淋。如果肝郁化热与湿相合，下注膀胱，也会产生热淋一证。

二、辨证治疗

屠老认为，在临证时一定要区别诸如尿血、癃闭、尿浊等证，淋证最根本的区别点是疼痛。在治疗时，要按照虚则补之，实则泻之的治疗原则。

（一）气淋

症见小便涩滞、淋沥不尽，心急苦满，少腹疼痛，或放射至会阴部，大便干结或不爽，舌质淡，苔薄白，脉象沉弦滑或数。辨证：肝郁气滞、湿热下注。立法：疏肝理气，清热利湿。方药：川楝子、青陈皮、合欢皮、广陈皮、盐橘核、焦山栀、川萆薢、大腹皮、沉香粉、大当归、杭白芍。若胸部憋闷者加广郁金、制香附、鹅枳实；少腹胀痛较著加小茴香、台乌药；气滞血瘀日久入血络，疼时有针刺感则加赤芍、桃仁、红花、川牛膝。

虚证之气淋：若伴气短懒言，神疲力乏，纳呆食少，脉细弱无力，当拟补气和中，方以补中益气汤；若伴肾虚腰痛，形寒肢冷，大便稀薄，舌质淡，苔薄白，脉沉细而缓，当增温阳补肾之品，如菟丝子、益智仁、炮附子、肉桂心、川续断、杜仲炭、金毛狗脊、仙灵脾、仙茅等；兼有肾阴不足如腰酸腿软，五心烦热、颧红盗汗，咽干口燥，舌红，少苔或无苔，脉弦细数，可添滋阴补肾之品，如生熟地黄、淮山药、粉丹皮、杭白芍、枸杞子、五味子、女贞子、旱莲草、何首乌、桑椹子等；若低热缠绵不愈加地骨皮、制鳖甲、制龟板；腰酸乏力明显加杜仲炭、桑寄生、川续断、怀牛膝；咽干口燥较著加润元参、麦门冬、天花粉、川石斛；心急烦躁加焦山栀、莲子心、粉丹皮。

（二）血淋

症见小便热灼涩痛，尿中带血块，色深且红，疼痛加剧，或伴心烦易怒，舌质红，苔黄，脉滑数。当拟清热凉血，利湿止痛。方用导赤散合小蓟饮子化裁：生蒲黄、生藕节、大生地、粉丹皮、小蓟草、淡竹叶、淡木通、白茅根、滑石块、金钱草、生大黄、焦栀子、大当归。若血多痛甚者加琥珀粉、云南白药、没药、三七粉。

虚证之血淋：可伴腰酸膝软，神疲乏力，手足心热，舌红，苔少或无苔，脉细数。当以滋阴清热，凉血止血，方用知柏地黄丸加大小蓟、生阿胶、女贞子、旱莲草、枸杞子。

（三）膏淋

症见小便稍有疼痛，尿如米泔样，有沉淀，上有油脂，或夹有凝块、血丝，小便时自感发热且涩，舌红，苔黄腻，脉濡数或滑数。当拟清热利湿，分清泌浊。方用萆薢分清饮加减如：川萆薢、远志肉、莲子心、莲子肉、滑石块、野于术、盐知母、盐黄柏、车前子、猪茯苓、淡木通。若小便夹有血丝者加白茅根、大小蓟、侧柏炭、生藕节。

虚证之膏淋：病久不愈频繁发作，淋出如脂，形体消瘦，头晕耳鸣，腰膝酸软，舌质红，苔薄黄腻，脉弦细数。当拟清热养阴，健脾利湿，清热消淋。方药：生龙牡、杭白芍、生石决明、沙白蒺藜、金樱子、芡实米、生薏仁、野于术、大生地、淮山药、盐知柏。若病久气虚加太子参、北沙参、炙黄精。

（四）石淋

症见小便艰涩，时有尿时突然中断，或伴尿中时夹砂石，尿道窘迫疼痛，少腹拘急，或腰腹痛疼难忍，小便时带血块或尿中血丝，舌红，苔薄黄，脉弦或数。法拟清利湿热，化石通淋。方取八正散与石韦散加减如：石韦叶、金钱草、炙鸡金、海金砂、萹蓄、瞿麦、滑石块、生牡蛎、车前子、生大黄、生草梢、灯心草。尿中带血量多加大生地、生藕节、小蓟草、三七粉、赤芍、丹皮；腰腹绞痛者可加芍药、川楝子、元胡索、没药、生甘草。若见阴虚潮热盗汗者加地骨皮、青蒿、鳖甲、生龙牡、盐知柏；腰酸膝软者加桑寄生、黑桑椹、杜仲炭。

（五）劳淋

症见小便淋沥不尽，但不甚滞涩，时作时止，遇劳即发，腰酸膝软，倦怠乏力，精神疲惫，舌质淡，苔白或腻，脉虚弱重按少力。当拟健脾补肾，固摄止淋。方取无比山药丸加减：淮山药、茯苓块、大熟地、五味子、焦白术、炙黄精、盐泽泻、生薏仁、菟丝子、山萸肉、巴戟天、川牛膝、芡实米、柏子仁。若肾阳不足者加鹿角胶、炮附子、肉桂心、巴戟天。若脾阳不振、气虚下陷而现少腹坠胀，小便点滴而出者加生黄芪、升麻、柴胡、太子参或人参另兑。

（六）热淋

症见小便灼热刺痛且频数，溺色黄赤，少腹疼痛且胀，时放射至会阴部，并伴发热恶寒，恶心欲呕，口干口苦，或有腰痛拒按，大便秘结，舌红，苔黄或腻，脉滑数或濡数。法拟利湿清热，通淋止痛。方用金钱草、野菊花、白通草、瞿麦、萹蓄、木通、车前子、山栀仁、生大黄、滑石块、冬葵子、琥珀粉。若小便热痛较重者，加灯心草、淡木通、生藕节、淡竹叶、生草梢；若少腹胀满加川厚朴、大腹皮、盐橘核。

三、病案举例

1. 李某，男，32 岁。右侧腰痛，痛时向右下腹放射，已一年余。近来发作较剧，每次疼痛非服止痛药而不得缓解。昨晚突然右侧腰痛欲折且酸，疼痛向右腹放射至会阴部。今晨小便常规检查：尿液呈现暗红色。小便滴沥不畅，舌红苔薄黄，脉细数。屠老遂辨：湿热内蕴，下注膀胱。治以清热利湿。方药：石韦叶 12g，金钱草 30g，萹蓄 9g，瞿麦 9g，白茅根 30g，大生地 15g，野菊花 15g，粉丹皮 12g，淡木通 6g，海金砂 12g，琥珀粉 6g，生草梢 9g，白通草 6g。

二诊：4 剂药后，腰痛减轻，小便色黄且频数，口燥咽干，脉濡数。屠老认为，湿热渐去，但未尽。仍按原法，上药加川萆薢 12g。继服 7 剂。

三诊：药后诸症悉减，舌脉同前。继服上方 7 剂而愈。

2. 张某，男，65 岁。小便频数，点滴难出，少腹胀满，头昏腰酸，神疲乏力，手足欠温，舌淡，苔薄，脉象细弱。屠老遂辨，肾气不足，命门火衰，膀胱气化不利。立法：补肾益气，温阳化气。方药：肉桂心 2g，熟附片 9g，大熟地 12g，盐泽泻 12g，车前子 15g，生白术 9g，川牛膝 15g，粉丹皮 9g，淮山药 12g，白蒺藜 12g，云苓块 15g，益智仁 6g。7 剂。

二诊：药后小便较前好转，尿液清长，但时有滴沥难出，少腹胀减，饮食增加，余症同前。仍守上方加减再进，方药：肉桂心 3g，熟附片 9g，熟地 12g，山药 12g，枸杞子 12g，鹿角胶 9g（烊化），云苓块 15g，车前子 12g，牛膝 12g，大红枣 6g，益智仁 6g，盐橘核 9g。7 剂。

三诊：药后小便通畅，但次数多，现腰酸头晕，心慌气短。屠老认为，年老肾虚气血不足，不能上奉心脑，故有是症。上方加何首乌、夜交藤各 15g，大当归 12g，杜仲炭 12g，杭菊花 12g。

四诊：14 剂药后，小便正常，头晕心慌气短转佳，时有腰酸。继服上方 7 剂而瘳。

3. 朱某，男，48 岁。小便浑浊，有沉淀，如脂如膏，热痛且涩，时伴耳鸣耳聋，腰酸膝软，心烦失眠，舌红，苔黄腻，脉细数。屠老认为，此患者素体肾虚，肾精不足，湿热下注，膀胱气化受遏。治以先用清热利湿，通利膀胱之法，以荡湿热之邪。方药：车前子 12g，川萆薢 12g，远志肉 12g。石菖蒲 9g，灯心草 6g，莲子肉 12g，淡木通 9g. 淡竹叶 9g，台乌药 9g，大生地 30g，滑石块 15g，生草梢 9g，野于术 9g。

二诊：7 剂药后，小便渐清，灼热疼痛稍减，余症同前，舌尖红，苔薄黄，脉细数。上方再进 7 剂。

三诊：小便已畅通，色稍浑浊，但无脂膏，腰膝酸软，头晕耳鸣，失眠多梦未见转佳。屠老认为，湿热渐退，但未尽清，虚象已现。再图以补肾滋阴，清热利湿为治。方药：盐知母 12g，盐黄柏 9g，大熟地 15g，制龟板 9g，山萸肉 9g，菟丝子 12g，淮山药 12g，石菖蒲 9g，茯苓块 15g，盐泽泻 15g，远志肉 9g，莲子心 9g，莲子肉 12g，芡实米 12g。7 剂。

四诊：小便正常，头晕轻，睡眠转佳，心烦好转，但仍感腰酸，舌苔薄黄，脉细而濡。上方加滋阴补肾之品：杜仲 12g，桑寄生 30g，桑椹子 9g，川续断 30g。再进 14 剂。

五诊：药后除腰稍酸、睡眠多梦外，余无任何不适之感。

按：屠老认为淋证虽分为六种，但根据临床观察，大多以湿热下注者为多。淋证一方面药物治疗，另一方面还要谨遵医嘱，少食辛辣、忌肥甘厚腻，忌嗜酒浓茶，节制房室，不可过劳过累。在治疗时，正不虚而邪气盛实的情况下，首先采取以祛邪为主，待病邪如湿热、寒湿、瘀血、热毒等荡尽之后，再施以补虚之法。过早行补，可造成疾病迁延，经久不愈。

衄血

衄血是指齿龈、耳、鼻、舌以及皮肤不因外伤而出血的病证。衄血一般多为少量缓慢渗血，但也有大量急性出血，造成失血、亡血，甚至引起脱证。出血一证，初期多为实证、热证为主；后期多为虚证、寒证为主。临床中对于实热证，多采取平肝清热，凉血化瘀之法；虚热证，多施以清营泻热，凉血收敛为治；虚寒证，多拟益气健脾，固涩止遗之法；虚寒至极，上热下寒，虚阳上越，则多用温阳散寒，回阳救逆为治。

病案举例

1. 张某，男，45岁。头晕头痛年余，面红目赤，口干口苦，鼻齿时衄，心烦易怒，大便干结，小便短赤，舌质红，苔黄褐厚腻，脉象沉弦而数。辨证：肝热上冲，血脉瘀阻。立法：清热平肝，凉血散瘀。方药：龙胆草15g，黄芩12g，白茅根30g，焦山栀12g，粉丹皮12g，青黛3g（冲），霜桑叶12g，藕节30g，生大黄6g（后下），桃红各9g，川牛膝9g，生甘草6g。4剂。

二诊：药后头痛头晕明显好转，大便已通，唯心烦易怒不减。上方加羚羊角粉0.6g（分冲）。3剂。

三诊：药后诸症悉减，鼻齿不衄，舌苔薄黄，脉象弦细稍数。上方继服7剂，再以平肝舒络丸，每次1丸，每日两次，以善其后。

2. 吴某，女，38岁。患者有关节疼痛史，近1月来，自感皮肤瘙痒，挠痒后皮肤出现血斑，胸腹与四肢多见。然近3天来鼻出血5次，约有200毫升，午后到晚间更多。刻下：头痛头晕，发热心烦，关节疼痛，尿短色深，时有尿血，舌质红，苔薄黄，脉象弦滑数。查：血小板37250/mm^3，出血时间

10分钟未止，凝血时间2分钟。白细胞12600/mm^3，红细胞386万/mm^3。遂辨：毒热入营，热迫血溢。立法：清热解毒、凉血止血。方药：白茅根30g，生藕节30g，大小蓟30g，金银花15g，大青叶15g，粉丹皮12g，犀角粉1.5g（冲服），青连翘15g，地骨皮30g，煅龙牡各30g（先煎），赤白芍各12g，生甘草9g。3剂。

二诊：药后鼻衄只有1次，量不多，发热心烦好转，唯皮肤瘙痒及尿血不减，舌脉同前。上方加金钱草30g，淡木通9g，棕榈炭30g，净蝉衣6g，白僵蚕9g。7剂。

三诊：药后诸症悉减。胸腹及四肢未有新鲜血斑出现，尿血好转，尿量中等，色浅正常。上药继服14剂。加服知柏地黄丸，每日2次，每次1丸，嗣后未再复发。

3. 刘某，女，36岁。因口腔出血3日来诊。西医诊断为：原发性血小板减少性紫癜。查：血小板24000/mm^3。刻下：口衄如注，满口鲜血，伴周身红点及紫癜密布，面黄气短，头晕且沉，唇甲苍白，心悸不安，齿龈疼痛而无红肿，口干口满不欲饮，舌质淡，苔薄白，脉象沉细无力。遂辨：气阴不足，虚火上炎。立法：补益气血，滋阴清热，引火归原。方药：太子参12g，全当归9g，杭白芍12g，生阿胶9g（烊化），旱莲草15g，灵磁石15g（先煎），上肉桂3g，川黄连6g，血余炭12g，淮山药9g，川石斛12g，帛附片3g（先煎）。4剂。

二诊：药后口衄量少，色稍见粉色，余症仍作。效不更方，再进7剂。

三诊：药后上症渐减，头晕轻，皮肤红点渐消，齿龈疼减，唯心悸不安，睡眠不实，舌淡，苔薄白，脉沉细。上药加桂圆肉12g，五味子9g，炒枣仁30g。继服二十余剂而安。后改为金匮肾气丸与大补阴丸，每日2次，每次各1丸，以资巩固。

4. 于某，女，34 岁。患者胸部及上下肢出血点已 2 年。西医诊为再生障碍性贫血兼有继发性房颤。现症：面色晦暗，唇甲苍白而黯，头晕目眩，心悸怔忡，眠差梦多，四肢浮肿，汗出畏寒，气短懒言，胸闷纳呆，腰膝酸软，两胁疼痛，腹痛腹泻，舌质淡，苔厚且白腻，脉象缓细而滑。辨证：寒湿困脾，脾不摄血。立法：苦温燥湿、健脾摄血。方药：藿香梗 9g，佩兰叶 12g（后入），厚朴花 12g，缩砂仁 6g（后入），代代花 9g，玫瑰花 9g，青陈皮各 3g，茅苍术 9g，广陈皮 9g，炒薏仁 12g，建神曲 12g，茯苓块 15g。4 剂。

二诊：症状同上，无任何不适之感。上药继服 7 剂。

三诊：药后症状稍减，唯腰膝酸软不减。上方加杜仲炭 15g，川续断 30g，桑寄生 30g，大熟地 12g。7 剂。

四诊：药后上症再减。继服上方三十余剂。经骨髓象显示已接近正常，嗣后予人参归脾丸和补中益气丸，每日 2 次服用而未再复发。

按：屠老认为，衄血中鼻衄多发生在春季，故有“春主鼻衄”之说。春主厥阴肝木，春令正值地气升发，肝气夹血升浮，金气不得抑木之亢，故自鼻而溢出。其治当用平肝降火，清热凉血之法。齿龈出血，当分上下，上齿龈属胃，下属肾；当审疼痛否，疼属实火，不疼属虚火。上齿龈出血且伴疼痛者，多以清热解毒，泻火凉血之法；上齿龈出血不痛，多以表热养阴，凉血止血；下齿龈出血且疼痛，乃肾中之实火，多以清降相火，解毒凉血；下齿龈出血不痛，乃肾中之虚火，多以滋阴凉血，清热生津。舌衄大多为心肝积热，毒火炽盛，大多施用清心泻肝，凉血化瘀。耳衄大多与肝肾有关，常由肾虚肝热，水不涵木，木气过亢，逼血上行，其治多以平肝清热，凉血滋阴。肌衄是全身广泛性的皮肤散在出血，其小如点，大如斑，故又有“疹在肺、斑在胃”之说，肌衄大多为三焦郁热，热入营血，伤津竭液所致，其治也多采用清气凉营，解毒化斑之法。上述所言，对于热、实证如此，然气虚、阳虚、寒证也可出现衄血，如气不摄血，阳虚寒盛，逼残阳于上于外，寒邪凝滞血脉，血不归经等，其治疗也多采用补气摄血，寒温并施，温阳济阴等法。

总之治疗衄血一证，当首辨标本缓急，急则治其标，缓则治其本，力求迅速达到止血之目的，以免引起脱证。

麻 木

麻木是由于经脉阻滞不利或经脉肌肤失荣而引起的局部或全身麻木为特征的一种病证。“麻”是指手足，或肢体或皮肤出现的有如虫行的感觉，“木”是指皮肤无痛痒知觉，按之掐之无知觉的症状。屠老认为：麻木正如《素问·逆调论篇》中所云：“营气虚则不仁，卫气虚则不用。”无论什么因素引起，或瘀血，或痰水，或血虚，或气虚，或因寒，或外伤等等，都会导致气血失和，经脉失养而现麻木。

一、辨证论治

麻木可分为以下几型：

1. 寒湿阻络　症见手足或四肢麻木，且伴发凉，酸楚疼痛重着，得热则缓，遇寒加重，舌质淡或正常，苔薄白，脉浮或弦。

2. 风痰阻络　症见手足或四肢麻木，伴有头晕目眩，头痛不寐，胸闷呕恶，痰多纳差，时有震颤，舌苔白或黄腻，脉象弦滑。

3. 痰湿阻络　症见手足或局部麻木，或如掌大，亦可见四肢麻木，或伴有肢体沉重，或伴有呕吐纳呆，胸部憋闷，舌淡体胖大，苔白厚腻，脉弦滑。

4. 脾虚血少　症见手指或半身麻木，疲倦乏力，头晕目眩，面色少华，心悸不寐，汗出短气，纳少便溏，苔薄白，质淡黯，脉沉虚而细。

5. 瘀血阻络　症见肢体局部麻木，或舌麻，或有明显外伤史，舌质黯淡，或瘀点瘀斑，脉细涩。屠老治疗麻木自拟一方如下：鸡血藤、淡木通、赤白芍、霜桑枝、丝瓜络、宣木瓜、大当归、络石藤、夜交藤。若寒湿偏盛加白芥子、麻黄、鹿角胶（烊化）、羌独活、威灵仙、细辛；若风痰偏盛加青防风、青风藤、海风藤；兼肝风扰动者加白僵蚕、双钩藤、大蜈蚣；兼痰浊内盛加清半夏、胆南星、天竺黄、玳瑁、冬瓜仁；若痰湿偏盛加广陈皮、化橘红、生薏仁、大瓜蒌、茯苓块；若瘀血偏甚加桃仁、红花、苏木、路路通、王不留行、泽兰叶、三棱、山甲、莪术；若气虚较著者加太子参、炙黄精、淮山药、野于术、或西洋参；若血虚明显者加生阿胶（烊化）、大熟地、紫丹参、紫河车、桂圆肉等。

二、病案举例

1. 王某，女，37 岁。手指麻木，左手尤著，二臂不得伸举近 3 月。舌质淡红，苔薄黄，脉细弱少力。辨证：血虚失荣。立法：养血通络。方药：何首乌、夜交藤各 15g，杭白芍 15g，潼蒺藜 9g，当归身 15g，鸡血藤 30g，络石藤 15g，生薏仁 15g，橘络 9g，生阿胶 9g（烊化），桑枝 30g，木通 3g，云苓 15g。4 剂。

二诊：药后症状同前，自无任何不适，舌脉同前。上方继服 7 剂。

三诊：药后手指麻木较前略有减轻，但遇凉麻甚，二臂仍不得抬举。上方加伸筋草 30g，鹿角 9g，丝瓜络 9g。7 剂。

四诊：指麻再减，二臂尚能伸举，但仍伸举受限。效不更方，又进三十余剂而麻木消失。

2. 胡某，男，33 岁。四肢关节酸楚，渐及麻木近半年。伴有头晕耳鸣，下肢软弱少力，舌红，苔糙腻，脉沉弦细数。屠老认为，此患者素体肝肾不足，精亏血少，筋脉失养。治此当用补益肝肾、填精养血之法。方药：杭菊花 12g，双钩藤 9g，明天麻 9g，夜交藤 30g，川贝母 9g，杭白芍 12g，络石藤 12g，女贞子 9g，生石决明 30g（先煎），云苓块 15g，粉丹皮 9g，杜仲炭 15g，生熟地各 12g。3 剂。

二诊：药后头晕耳鸣减轻，酸楚好转，唯麻木不减，舌脉同前。上方加木通 6g，丝瓜络 9g。7 剂。

三诊：麻木有所减轻，余症皆大有好转。继服四十余剂而蠲。

3. 黄某，男，88 岁。自感足部麻木月余，足部任地无力，行走艰难，耳鸣头眩，腰酸膝软，舌苔薄黄腻，脉濡细而滑。屠老认为：患者年事已高，气血两虚，筋脉失于营养，气机运动不畅。治宜益气存阴。方药：太子参 12g，炒川断 15g，生地炭 15g，全当归 12g，淮牛膝 9g，菟丝子 9g，茯苓块 15g，女贞子 9g，杜仲炭 12g，桑寄生 30g，广陈皮 10g，杭白芍 15g。7 剂。

二诊：药后腰酸膝软较前稍好，头眩耳鸣减轻，唯足部麻木不减。上方再加生槟榔 3g。7 剂。

三诊：药后麻木有所缓解。继服上方二十余剂，并嘱其每剂药煎两次，分 2 次空腹服。第三煎熬水，熏洗患部。经治 1 个月左右，已如常人。

按：屠老认为，在治疗麻木时，一定要根据病情、病因，综合起来，反复推敲，审证求因是其最关键一环。只有抓住致病之因，治疗才有的放矢，一般年老体弱患者，大多是因为肝肾气血不足，故治疗以补为主。若虚中夹实者，当施以扶正祛邪，补虚泻实之法，若邪气盛实、下气尚支，直须捣邪为主，待邪气一除，即可缓图以扶正。

痹　证

一、病因病机

痹证在临床中颇为多见。其发病因素正如《素问·痹论篇》所云:“风寒湿三气杂至,合而为痹也。”《儒门事亲》指出:“此疾之作,多在四时阴雨之时……劳力之人,辛苦失度,触冒风雨,寝处津湿,痹从外入。”并根据风寒湿痹的辨证特点,《重订严氏济生方》曰:“痹之为病,寒多则痛,风多则行,湿多则著。在骨则重而不举,在脉则血凝而不流,在筋则屈而不伸,在肉则不仁,在皮则寒。”《圣济总录》云:“浅则客于肌肤,深则留于骨髓。”其病理机制,《类证治裁》指出:“诸痹……良由营卫先虚,腠理不密,风寒湿乘虚内袭,正气为邪所阻,不能宣行,因而留滞,气血凝涩,久而成痹。”痹者,闭也,不通的意思。

二、辨证论治

对于风寒湿三痹均以肢体关节酸胀疼痛麻木,或疼痛呈游走性,或痛有定处,遇寒加重,或肢体重着,关节肿胀,苔白滑或腻,脉弦或紧或濡等为主要见症。然致病因素虽属外感寒邪,但也有从阳化热者,此乃因素体阳盛所致而形成湿热痹。此型发病较急,有发热恶风,关节红肿灼热,痛不可近,不得屈促,舌质红,苔黄,脉细数或弦细数。

在具体治疗方面,屠老对风湿痹,大多采用祛风通络为主。若风寒湿热之邪有所偏重者,分别加用或散寒、或除湿、或清热为辅。若气血与肝肾俱虚者,当以扶正之法,加入益气,养血,补肝助肾等药。若长期不愈,邪入于血,瘀而不行,则加入活血化瘀之品。

在具体用药方面,屠老根据临床观察认为,若偏于风盛者宜用痛风汤；偏于寒盛者宜用大乌头煎；偏于上半身者宜用蠲痹汤；偏于下半身者宜用三痹汤；兼血虚者宜用四物汤加味；兼气虚者宜用黄芪桂枝汤；兼肝肾不足者宜用独活寄生汤；偏于湿邪者宜用羌活胜湿汤、苓桂术甘汤、肾着汤；偏于热盛者宜用麻杏石甘汤加味、苍术白虎汤、桂枝芍药知母汤等。在药物选择上，常用太子参、炙黄精、西洋参、生晒参、大当归、生阿胶、紫丹参等补益气血；杭白芍、枸杞子、淮山药、山萸肉、大熟地、霍石斛、黑桑椹、何首乌、夜交藤、杜仲炭、金毛狗脊、补骨脂、桑寄生、怀牛膝、川续断、淫羊藿等以滋补肝肾；忍冬藤、宣木瓜、滑石块、鹿衔草、猪茯苓、生薏仁、络石藤、大豆黄卷、霜桑枝等以清热利湿；威灵仙、川羌活、独活、片姜黄、炮附子、上肉桂（桂枝）、豨莶草、川草乌、伸筋草、透骨草等以散寒除湿；青防风、荆芥穗、寻骨风、秦艽、追地风等以祛风通络；苍术、云苓块、法半夏、白芥子、炒薏仁、车前子、滑石块、汉防己等祛痰除湿；活血化瘀加桃仁、红花、苏木、归尾、赤芍、三棱、莪术、山甲等等。

三、病案举例

1. 明某，男，23岁。头痛头重如裹，逢天气变化或阴雨寒冷潮湿则加重，时伴颈部牵及两肩背酸胀疼痛一年余，周身无汗，即使盛夏，则身稍感潮湿，饮食睡眠均可，二便尚调，舌质淡红，苔薄白，脉浮紧。屠老认为：此系风湿相搏，经络不通。治宜疏风祛湿，通络止痛。方药：防风9g，苍术9g，藁本6g，羌活9g，蔓荆子9g，独活6g，秦艽12g，生姜3g，炙甘草6g。3剂。

二诊：药后小汗出，颈部及肩背疼痛略有减轻，头重头痛未解，腰重且酸，渴不欲饮，舌苔薄黄，脉浮滑。上方加桑寄生30g，杜仲炭12g，宣木瓜9g，薏苡仁15g。4剂。

三诊：疼痛减轻大半，颈部及肩背疼痛基本消除，唯食欲欠佳，腰酸如故，舌脉同前。屠老认为，肝肾不足，湿邪未尽，治以补肝益肾，祛风利湿。方药：防风9g，秦艽9g，独活6g，川牛膝9g，薏苡仁15g，川续断30g，桑寄生30g，杜仲炭12g，大当归12g，杭白芍15g，茯苓块30g，苍术9g，车前子15g（包）。上药再进17剂而愈。

2. 郎某，女，36岁。周身疼痛近1年。现症肘腕关节肿大而发热，按之灼手，时有微汗但不解，舌苔黄腻，脉象沉濡而数。屠老认为，系风寒湿邪留滞关节，郁而化热。首以宣通湿热为治。方药：桑枝30g，生石膏30g（先煎），知母9g，汉防己9g，生薏仁24g，青连翘12g，白通草6g，净蝉衣6g，忍冬藤30g，滑石块12g，杏仁9g，枯黄芩9g。4剂。

二诊：药后肿痛减轻，汗出发黄且黏渍衣，发热亦轻，小便量多且黄，舌红，苔黄，脉濡数稍沉。证属风邪渐减，湿热未尽。再按上法加减，去黄芩、汉防己、滑石、忍冬藤，加黄柏9g，川萆薢12g。7剂。

三诊：关节疼痛大减，肿消热轻，但仍有腰酸膝软且胀，口渴喜饮，舌红，苔黄且薄干，脉象濡细稍数。此为湿热渐去，津液已伤，肝肾不足。再拟补肝肾，强腰膝，清热利湿之法。方药：黄芩9g，泽泻2g，杜仲15g，牛膝15g，丹皮9g，大生地15g，枸杞子12g，狗脊12g，防己12g，黄柏9g，川萆薢12g，宣木瓜9g，大豆黄卷9g。再进21剂而安。

3. 付某，男，40岁。头痛牵及颈项四肢及腰部剧烈疼痛近2年。疼痛严重时，手不能触，衣着不得贴身，触之则疼痛更著，伴四肢关节微肿。此患者素体丰肥，嗜酒肥甘厚腻太过，痰涎壅盛，舌苔黄腻，脉濡数且滑。屠老认为，涎壅盛，舌苔黄腻，脉濡数带滑，此系风湿与痰浊相聚，阻遏经络。方以疏风祛湿，化痰通络。方药：桂枝尖6g，青防风9g，霜桑枝30g，川羌活9g，威灵仙9g，独活6g，白芥子9g，胆南星6g，桃仁12g，红花9g，茅苍术9g，络石藤9g。4剂。

二诊：药后疼痛稍减，肿渐消，大便稀溏夹黑便，舌苔黄腻，脉濡数。再拟以活络化痰，佐以清热祛风。方药：上方减白芥子、桃仁、川羌活，加枯黄芩9g，牛膝15g，宣木瓜12g，薏苡仁15g。7剂。

三诊：药后呕吐痰涎甚多，食欲好转，周身各关节疼痛减轻，但觉精神疲倦，舌苔黄，脉象缓濡。此系痰湿瘀血已通，风湿热因之疏解，治用舒筋活络。方药：片姜黄9g，豨莶草12g，防己9g，赤芍15g，当归12g，桑枝30g，独活9g，丹参12g，海桐皮12g，白术12g，丝瓜络9g，络石藤15g。再进11剂而瘥。

4. 刘某，女，34岁，学校职工。素患痹证，近1周遍体关节酸痛，游走不定，恶风汗出，时有恶冷之感，咽部疼痛，胃纳欠佳，舌苔薄腻，脉象细弱。辨证：风湿留连经络，气血运行不畅。治以祛风化湿，清热通络。方药：桂枝6g，赤芍15g，知母12g，大生地15g，制川乌9g（先煎），广陈皮9g，鸡血藤30g，没药9g，忍冬藤12g，宣木瓜9g，滑石15g，青防风9g，霜桑枝30g。7剂。

二诊：药后关节疼痛已减，咽痛已愈胃纳转佳，但仍感神疲乏力，怕冷少汗，舌脉同前。上方如炙黄精9g，太子参12g。7剂。

三诊：关节酸痛再减，昨起感腰部酸冷，精神好转，纳食尚佳。上方减广陈皮、没药加金毛狗脊15g，川续断15g。再进28剂而康。

按：屠老认为，例一为风湿之邪留滞，治宜疏风祛湿。在治疗时，发汗不可太过，以恐伤正。寓宣散风湿于微汗之中，以免汗多致虚，易于复感新邪，加重病情。例二为风寒之邪窜入经络，郁而化热与湿相合所致。即采用温热学派宣通湿热之法，令湿去热清，肿消痛减。例三为风热夹痰瘀阻隔经络的痹证，其素喜饮酒，嗜食肥甘厚腻之品，致湿热内生，且复感寒邪入里化热，形成风热与痰饮流注经络。正如《医学入门》指出："痛多痰火，肿多风湿。"故采取祛风清热，化痰活络之法治疗，使其疾病速去而痊愈。例四为风湿流注经络关节，而以风邪为先，因风湿郁久不去而蕴热无疑。故采取寒温并治之法，用桂枝、川乌以祛风化湿散寒；知母、生地、忍冬藤以清热通络缓急；广陈皮、宣木瓜、滑石块以理脾和胃化湿；桑枝、防风以枝达肢，佐以祛风通络为使；没药以活血化瘀，通络止痛；再以狗脊，川续断强筋壮骨以补肝肾而收功。

痿 证

一、病因病机

痿证是指肢体筋脉弛缓，软弱无力，日久因不能随意运动而致肌肉萎缩的一种病证。屠老认为：痿证是临床中较常见的一种病，其病渊源久矣。早在《内经》中就有记载，如“肺热叶焦”。《素问玄机原病式·五运主病》曰：“痿，谓手足痿弱，无力以运行也。”《素问·生气通天论篇》云：“因于湿，首如裹，湿热不攘，大筋软短，小筋弛长，软短为拘，弛长为痿。”《景岳全书·痿证》中又云：“元气败伤则精虚不能灌溉，血虚不能营养者，亦不少矣，若概从火论，则恐真阳衰败，及土衰火涸者有不能堪。”由此可见痿证的致病因素甚为复杂，其中可因湿热、肺热、津亏、液涸、血虚、肾虚等而导致。通过临床观察，因于湿热以及肝肾亏者为多。

（一）湿热浸淫 筋脉失养

湿热的产生有两途：一者因外感暑湿，或久居湿地，或长期冒雨涉水，自外及内，浸淫经脉，使营卫被遏，郁而生热，气血运行失畅，造成筋脉肌肉失于濡养而弛纵不收，使大筋软短，小筋弛长，软短为拘，弛长为痿。二是因为素喜膏粱厚味，嗜酒浓茶，饮食失节，损伤脾胃，运化失调，湿热内生，导致脾虚失健，营养物质不能升清于肺，肺失于“雾露之溉”，失于肺朝百脉，故而百脉失养，筋脉肌肉失濡，而痿证乃作。

（二）脾胃虚弱 化生失源

胃主受纳腐熟，脾主运化转输。《内经》云：“中焦受气取汁，变化而赤是谓血。”倘若脾胃虚弱，或久病体弱成虚，或误治迁延造成中气不足，使气血津液生化之源不足，故五脏失濡，内不养脏腑，外不濡四肢肌肤百骸，造成骨弱无力，关节不利，肌肉瘦削，肢体痿弱不用。《素问·痿论篇》所言“治痿独取阳明”，由此看来不无道理。脾胃虚弱，化生失源也是致痿的关键所在。

（三）肝肾大亏　骨枯髓消

本型所致原因甚多，大多由于色欲太过，房劳过度，或因劳作超常，如“强力举重则伤肾”。上述种种因素，均可使阴精大伤，导致肾虚火旺，宗筋失养而现痿证。

总之痿证大多由于肺热叶焦，津失敷布，五脏失濡，虚火内燃，肾水不足，水不制火，火烁肺金，导致肺热津伤，此其一也。脾胃虚弱运化失健，湿热内蕴，造成四肢百骸失于气血之充养，此其二也。肝肾亏损，下元不足，肝失于藏血之职，血虚筋脉失濡，肾虚精伤，骨髓枯涸，则骨骼软弱少力，此其三也。

二、辨证论治

治疗痿证，屠老认为，应当“圆机活法”，不能一见痿证，便按常法“独取阳明”。因致痿病因不同，所引发的症状亦不同，故治法亦各异。当根据具体病情，因人因地因时制宜，辨证施治。再则痿证并非一日所为，是属于慢性疾病造成的，所以治疗不宜峻补，当轻补缓调。

对于湿热致痿常用盐知母、盐黄柏、生薏仁、茅苍术、汉防己、川牛膝、川萆薢、宣木瓜、晚蚕砂、淡木通、车前子、大豆黄卷、赤小豆、丝瓜络、络石藤等药。若湿邪偏盛，身肿肢重，兼有胸脘痞闷，舌苔厚腻者加藿香、佩兰、郁金、白蔻、草蔻、清半夏、广陈皮、厚朴花、泽泻；若肢体沉重顽麻，关节屈伸不利者加桑枝、伸筋草、忍冬藤、泽兰叶、鸡血藤、海风藤；若肢体肢节发热，午后较著，形体羸瘦，属于肝肾阴虚，虚火内燔者，加制鳖甲、帛龟板、地骨皮、川石斛、二冬、大生地、生龙骨；若肢节麻木，如虫爬感，舌质淡黯或瘀斑者，加桃仁、红花、赤芍、木通、丹参、归尾。

脾胃虚弱致痿常用太子参、野于术、生扁豆、淮山药、阳春砂、茯苓块、广陈皮、生薏仁、莲子肉等药。偏于胃阴不足，口干口渴，不欲饮食，胃中灼热者，加北沙参、麦门冬、川石斛、肥玉竹、大生地；脾胃阳虚，胃寒腹冷，口淡不渴，纳呆食少，大便溏薄者，加炮附子、高良姜、台乌药、吴茱萸、荜澄茄、草豆蔻、淡干姜；中运失健，胃脘胀满，嗳气吞酸，口味臭秽者，加焦谷麦芽、炙鸡金、建神曲、莱菔子（炒）、海螵蛸、焦山楂。

肝肾亏损致痿常用杜仲炭、夜交藤、大当归、杭白芍、川续断、桑寄生、怀牛膝、大熟地、猪骨髓、枸杞子、鸡血藤、生阿胶等药。偏于阴亏，潮热盗汗，五心烦热，咽干口燥者，加地骨皮、五味子、制龟板、制鳖甲、女贞子、旱莲草、桑椹子；偏于阳虚，畏寒肢冷，腰膝冷痛，阳痿早泄，大便偏溏，小便清长者，加补骨脂、炮附子、肉桂心、金毛狗脊、巴戟天、仙茅、仙灵脾、鹿角片。

三、病案举例

1. 何某，男，47岁。两手大鱼际肌肉萎缩一年余。刻下：牵及双上肢肌肉抽搐，下肢无力，不能持重物，伴有腰酸冷痛，面色不华，形瘦神疲，气短乏力，食少纳呆，失眠多梦，偶有遗精滑泄，舌质淡边略紫黯，苔薄黄，脉沉细弱。曾在某医院诊为“肌萎缩脊髓侧索硬化症”，几经治疗无效。特请屠老诊治。屠老认为：此系属脏气不足，脾肝肾三脏虚损，精血大亏，筋脉肌肉失养所致，辨为痿证。法拟补益脾肾，柔肝养血，舒筋活络。方药：金毛狗脊30g，川续断12g，太子参15g，大当归15g，鸡血藤30g，何首乌15g，大熟地12g，白豆蔻12g，宣木瓜9g，桑寄生30g，赤白芍各12g，丝瓜络9g，红花9g，川怀牛膝各9g。7剂。另配归芍地黄丸、八珍丸，早晚空腹各1丸。

二诊：药后无任何反应，舌脉同前。又进14剂，丸药如前。

三诊：药后感觉不明显，唯自感晨起咽干口燥。上方加润元参12g，天花粉15g。再进30剂。丸药继服。

四诊：药后感觉病情稍有好转，小腿抽筋麻木均减轻，精神转佳，下肢沉重转轻快，咽喉干燥亦轻，唯上肢无力举握，肌肉时有跳动，舌淡红，苔薄黄，脉沉细。上方继服30剂。

五诊：药后症状均有所减轻，但变化不甚大，只感下肢较前有力。上方再加生龙牡各30g（先煎），生阿胶9g（烊化），地龙9g。再进30剂。

六诊：药后上肢肌肉跳动已瘳，精神好转，面色稍润，夜寐尚安。上药配成丸药，每丸重9g，早、中、晚空腹各服1丸，以巩固疗效。

2. 李某，女，32岁。下肢无力，两足痿软，不能任地近半年。半年前曾因外感，身冷高热，经治后高烧已退，唯干咳不止，无痰或少痰，夜间加重，胸憋疼痛，低烧不退，咽干口燥，纳呆食少，舌质红，苔薄且干，脉象沉细数。胸透：左上肺有一2cm×3cm阴影，纹理粗糙。怀疑肺结核。屠老认为，此系外感未尽，余热未清，入里化热，阴液大伤，虚火干肺，肺热叶焦而生痿。故施以滋阴清热，生津润肺之法。方药：鲜芦茅根各30g，野百合15g，润元参15g，肥知母9g，川贝母12g，北沙参15g，川石斛12g，天花粉30g，霜桑枝30g，怀牛膝9g，络石藤15g，忍冬藤15g，鸡血藤30g，地骨皮15g，生藕节30g。7剂。

二诊：药后干咳减轻，胸憋好转，咽干口燥稍好，唯纳呆食少及足软不能任地仍作。上方加莲子肉12g，生扁豆9g，杜仲炭15g，川续断30g。7剂。另：归芍地黄丸1丸，每日2次。

三诊：药后诸症悉减，饮食稍进，能站立十余分钟，但不能行走，仍感发软。屠老认为：阴液来复，但未充盛，仍当以益精增液柔肝荣筋为治。方药：北沙参 15g，太子参 12g，何首乌、夜交藤各 30g，天门冬 12g，麦门冬 15g，杭白芍 15g，怀牛膝 9g，生熟地各 12g，白豆蔻 9g，霜桑枝 30g，大当归 12g，杜仲炭 12g，桑寄生 30g，川续断 30g，络石藤 12g，生龙牡各 30g（先煎）。并嘱其家属以猪骨头砸碎熬汤服食。14 剂。

四诊：药后症状减轻，每次自己能扶物缓步行走二十余步，下肢仍感乏力。嘱其将上药配成丸药，每丸重 9g，早、中、晚空腹各服 1 丸，大约又服近两月，基本恢复正常。

3. 陈某，女，42 岁。患者下肢痿软且浮肿，不能步履已 3 月。现症：患者体肉丰肥，家属推车前来就诊。自感周身沉重且胀，午后加重，小便减少且黄赤，胸闷不饥，口淡不渴，下肢浮肿，按之凹陷，腿部发热牵及足踝部，大便尚调，舌质淡红，苔黄厚腻，脉象细小而数。屠老认为：此患者肥胖，兼下肢浮肿发热，小便短少，皆湿热下注之象。因湿热阻滞，气血失濡而致痿。当施以清利湿热，佐以通络为治。方药：大豆黄卷 9g，晚蚕砂 9g，赤小豆 30g，土茯苓 12g，丝瓜络 9g，忍冬藤 15g，宣木瓜 12g，茅苍术 12g，川牛膝 9g，汉防己 15g，盐黄柏 12g，滑石块 15g，车前子 15g（包），泽兰叶 9g，西红花 3g（冲）。7 剂。

二诊：药后自感小便量多，下肢浮肿见消，发胀好转，沉重减轻，发热亦轻。上方再进 14 剂。另配二妙丸 1/3 袋，早晚空腹各一次。

三诊：诸症悉减，能下地站 2～3 分钟，但不能步履，腿时颤抖。舌质红，苔薄黄干腻，脉象细数而沉。屠老认为：湿热渐去，肿势虽消，但利湿太过则伤阴液。故在上方减车前子、土茯苓、赤小豆，加生熟地各 12g，川续断 30g，杜仲炭 12g，桑寄生 30g。再进三十余剂。另配知柏地黄丸、大补阴丸各1丸，早晚空腹淡盐水送服。随访已能下地独自慢步缓行，自觉有力。上药又再进三十余剂，配丸药同前。基本恢复如初。

按：屠老认为，痿证虽然大多为虚，但虚中夹实者不少，临证时还要根据具体病情适当选用诸如：清热利湿、化痰通络、填精补髓、滋阴养血、健脾益胃、清燥救肺、补肝益肾等大法，才能收到佳效。

干燥病

干燥病是指口、咽、鼻、眼、大便、肌肤等干燥的一种病证，尤其五官九窍更为明显。屠老认为，干燥一证引起的病因是多方面的，比如：血脉瘀滞，津液匮乏；湿热内蕴，津液不布；血脉瘀滞，肌肤失荣等，都可导致此证的产生。通过临床观察，属于阴虚内热，津液不足者，更为多见。

1. 朱某，女，34岁。产后半年余，由于自带乳儿，过于劳作，形体瘦弱，面色不华，气短乏力，神疲倦怠，视物不清，眼睛干涩，咽干口燥，不欲饮水，食欲不振，头晕时痛，午后身热，皮肤干燥，夜间痒甚，大便时干，舌质红，苔薄欠津，脉细数无力。屠老认为，此系阴虚血燥津亏之体，过于劳累，阳气弛张，耗阴伤津，致使脏腑津亏，皮肤失濡而致。当拟养阴清热，润肌生津之法。方药：北沙参30g，大当归15g，生熟地各12g，麦门冬15g，天花粉12g，川石斛12g，大乌梅9g，生甘草9g，杭白芍12g，夜交藤30g，肥玉竹12g，盐知柏各9g，粉丹皮9g，煨葛根6g，白豆蔻9g。7剂。另：知柏地黄丸、大补阴丸各1丸，每日服2次。

二诊：药后自感诸症悉减，干燥好转，唯饮食不下，进感胀闷。上药加川厚朴9g，莱菔子6g，生谷麦芽各10g。丸药继服。

三诊：燥症继减，仍饮食不振，舌苔厚腻，脉象细数。屠老认为：益阴生津之品，皆有滋腻之弊，补而壅滞，中运失健。当在养阴之品中加上消导醒脾、健运开胃之药。方药：北沙参15g，麦门冬12g，天花粉12g，川石斛12g，莲子肉12g，大生地12g，阳春砂6g（后入），藿香、佩兰各9g（后入），生谷麦芽各10g，建神曲12g，炙鸡金9g，云苓块12g，川厚朴9g。7剂。另：知柏地黄1丸，加味保和丸6g，每日服2次。

四诊：自感胸膈胀满好转，食纳渐增，气力有加，舌苔稍退，脉象同前。上方继服二十余剂。丸药继服，恢复如初，体肉渐丰。

2. 何某，男，62岁。面色萎黄，形体瘦削，胸闷不舒，午后潮热，心急易躁，口干口渴，黏腻不爽，皮肤干枯，时痒脱屑，食欲欠佳，大便不调，小便短赤，舌质淡黯，苔黄腻，夹有瘀点红暗，脉象细涩。屠老认为，此患者素体湿热，郁久入血，血液黏稠，久而为瘀，当行活血化瘀，清利湿热。方药：藿香、佩兰各9g（后入），绵茵陈30g，云苓块15g，姜半夏9g，白通草6g，青连翘12g，生薏仁15g，赤小豆30g，桃仁9g，红花12g，川贝母9g，地肤子9g，白鲜皮9g。7剂。另：二陈丸6g，每日2次。

二诊：药后口干稍爽，胸闷烦急稍缓，小便量较多且黄混，舌苔稍退，脉象同前。屠老认为，此药中病，湿热渐去，但病久不易速蠲。上药再进14剂。丸药继服。

三诊：饮食渐进，干燥好转，皮肤脱屑减少，潮热锐减，唯时感腹痛便稀。屠老认为：上药苦寒，湿热偏渗大肠与膀胱，上方加生姜3片，台乌药9g，吴萸炒黄连6g。7剂。另：参苓白术丸6g，每日2次。

四诊：精神气色好转，诸症悉减，舌质淡瘀点渐少，苔薄略腻，脉象细稍数。上药又进三十余剂。继服丸药而基本恢复正常。

3. 徐某，女，46岁。患者体肉丰肥，形寒肢冷，遇寒加重。刻下：头重嗜睡，肌肤干燥，瘙痒脱屑，每晚更衣则痒甚，口干舌燥，饮水不多，喜用热饮，腹胀肠鸣，晨起腹泻，舌淡，苔干腻，脉沉弦而缓。屠老认为：此系脾肾阳虚，寒湿内蓄，血脉失濡，津液不布，而致此证。法宜温阳散饮，健脾利湿。方药：桂枝6g，杭白芍9g，制附片9g（先煎），淡干姜9g，肉豆蔻9g，川黄连6g，吴茱萸6g，广木香9g，云苓块

24g，炒薏仁 15g，川椒目 6g，盐泽泻 15g，茅苍术 12g。7 剂。另：金匮肾气丸 1 丸，人参健脾丸 1 丸，每日 2 次。

二诊：药后诸症仍在，唯腹胀肠鸣，晨起腹泻稍减，月经来潮，色黑有块，腰痛牵及腹痛。上药加艾叶 12g，益母草 30g，小茴香 6g。

三诊：行经腰腹痛减，自感四肢及腹部稍适而热，精力有增，头重稍轻，嗜睡好转，小便量多色白，皮肤瘙痒亦减。上药又进三十余剂。丸药继服，口干舌燥，皮肤干燥基本痊愈。

按：屠老认为干燥病，从其意义上来讲，大多为阴血津液虚亏，内热焚灼，或湿热蕴结，或瘀血阻滞，而致五脏九窍，肌肤失濡，这也是临床中常见的类型。但因阳虚寒盛，津液不布者有之，只不过所见甚少，所以在临证时，要具体分辨。因每个人机体差异不同，致病因素各异、病理机制有别，临床治疗也各殊。因血燥阴虚，当滋阴养血；热盛伤津，当清热生津；湿热内蕴，当分利湿热；气阴两虚，当益气养阴；气血不足，当补益气血；血脉瘀滞，当活血化瘀；阳虚湿盛，当温阳利水。总之应谨遵："上焦得通，津液得下，胃气因和，生化有源，气血充旺，脏腑和调，肌肤润泽，燥证得蠲。"

乳　痈

一、辨证论治

乳痈相当于现代医学的乳腺炎。主要由于乳管不通或婴儿吮乳时造成的局部损伤或感染，中医学一般认为由胃热炽盛或肝郁化热而引发。临床中大多以解毒消肿，舒肝解郁，清肝泻胃，通乳散结为其主要治法。屠老治疗乳痈的基本方剂如下：橘叶12g，金银花20g，青连翘12g，蒲公英30g，野菊花15g，败酱草15g，猫爪草12g，青陈皮各9g，粉丹皮12g，白茅根30g。若恶寒发热加秦艽、青蒿；乳房胀痛加夏枯草、香白芷、大瓜蒌、乳香、没药；乳房硬块不消者加生牡蛎、生麦芽、昆布、土贝母、生山楂；乳房红肿且热加板蓝根、白花蛇舌草、生石膏、蚤休；乳房疼痛如刺加桃仁、红花、穿山甲、淡木通、当归尾、赤芍、王不留行；乳房破溃流脓水加川黄连、煅龙牡、煅石膏、龙胆草、犀角（广角）磨汁吞服锡类散；伴身热不退，心急烦躁加焦栀子、羚羊角粉（冲），或送服紫雪丹；乳痈发热，长久不愈加服犀黄丸；若伴午后低热，颧红盗汗，腰膝酸软，属于阴虚者加地骨皮、制鳖甲、青蒿、大生地、制龟板；若心中烦急，口渴便干加生石膏、盐知母、生大黄、元明粉（冲）；长久不愈湿热作祟，恶心欲呕，口干不欲饮，舌苔黄腻，小便短赤加川黄连、紫苏叶梗、生薏仁、滑石块、姜半夏、猪茯苓、藿香梗、佩兰叶；大便黏腻不爽加北胡连、秦皮、川萆薢。

二、病案举例

1. 王某，女，27岁。乳痈1周许。刻下：头晕头痛，颜面红赤，午后潮热，左乳红肿疼痛破溃少量出水，色黄且黏，渐及胸背，神疲嗜睡，饮食不下，动则心慌，体温37.6℃～

38℃，大便4日未行，小便短赤，舌质干绛，无苔，脉象沉细数少力。屠老认为，素体阴血虚亏，产后失调，伤津耗液，胎毒未尽，邪热入营，积久成毒，破溃流脓，此乃正虚邪实。当首拟解毒凉营、活血通络、兼以息风通便。方药：白茅根30g，大青叶15g，大生地24g，蒲公英15g，银花藤12g，粉丹皮12g，青蒿草9g，广角粉1.5g（冲），没药6g，赤芍10g，白僵蚕9g，火麻仁9g，瓜蒌仁20g。3剂。

二诊：药后患者自感热减神清，大便通畅，先干后稀，肛门灼热，体温37.2℃，已思饮食，乳房分泌物减少，舌脉同前。上方减火麻仁、瓜蒌仁。再进4剂。

三诊：大便泻下浊秽之物甚多，自感口干口苦，头晕痛已蠲，唯气短心慌，舌质红绛，少苔欠津。上方加桂圆肉9g，天花粉12g，麦门冬9g，青竹茹9g，北沙参12g。7剂。

四诊：身热退，气力增，食欲佳，乳痈基本平复。上方又进7剂已愈。

2. 李某，女，25岁。患者产后月余，突发寒热，乳房胀痛，某医院诊为“急性乳腺炎”。曾注射青霉素、庆大霉素，口服先锋四号，未见转机，故请屠老诊治。现症：时有恶寒发热，心烦不安，恶心欲呕，纳呆食少，口干口渴，大便干结，小便黄赤，舌质红，苔黄腻，脉象弦滑数。检查：体温38.4℃，右乳内上方有8cm×9cm肿块较硬，皮色微红，无波动感，但压痛明显，右腋下淋巴结肿大压痛，右锁骨上淋巴未触及肿块。白细胞21400/mm^3，中性82%。屠老认为：此乃乳痈。仔细询问患者，妊娠期间喜食辛辣、膏粱厚味之品，以致毒热内蕴，阻于乳络、发为乳痈。视其体质强壮。先以清热解毒，理气活血，软坚散结，消肿通乳为治。方药：夏枯草30g，生牡蛎30g（先煎），制鳖甲12g，橘叶9g，蒲公英30g，大瓜蒌30g，白通草6g，青连翘12g，忍冬藤24g，赤芍12g，生大黄9g，漏芦9g，净枳壳9g。4剂。另：患者用热毛巾外敷，红肿处外敷芙蓉膏，每日1次。

二诊：药后症状大减，发热已退，体温36.8℃，恶心已止，口渴减，食纳增，大便畅，小便利，右乳块缩小至3cm×2cm，复查血象：白血球9200/mm^3，中性68%，舌红，苔薄黄稍腻，脉弦滑。上方去生大黄、枳壳，加天花粉10g，润元参15g，归尾9g。7剂。外用法同前。

三诊：右乳肿块已消退，右腋下淋巴结已消失，体温降至36.4℃，余无任何不适，舌脉同前。再进3剂以巩固疗效。

3. 王某，女，26岁。产后3周，因郁怒自感右侧乳房胀痛时有刺痛，左乳房稍痛，但发热不恶寒，夜间疼甚，不得入眠，婴儿吮乳疼痛加重，医院诊为“急性乳腺炎，乳管不通畅”。查体：体温38.7℃，面色潮红，呼吸气粗且促，右乳内下方有12cm×9cm大小肿块，皮色外围发青稍紫，中心发红，疼痛拒按，稍有波动感，时感针刺样痛，右腋下及右颈部淋巴结均有肿大压痛，曾用各种抗生素肌注口服而效果不显，特请屠老诊治。刻下：症状同前，舌质紫红尖红瘀点，苔薄黄且干，脉象弦滞而数。屠老认为，患者素来脾气暴烈，郁怒气结，肝气不调，血脉瘀滞，久而化热，毒邪熏蒸所致。视其体肉丰肥，身体尚健，当施以理气解郁、清热解毒、活血通乳、软坚化瘀之法。方药：醋柴胡9g，川楝子9g，元胡索9g，合欢皮12g，赤白芍各12g，穿山甲9g，制香附9g，广郁金9g，焦栀子9g，夏枯草30g，桃仁12g，红花12g，生牡蛎30g（先煎），丝瓜络9g，蒲公英30g，大青叶15g。3剂。另：平肝舒络丸1丸，每日服2次。

二诊：药后胸中畅快，乳房胀痛如刺痛稍减，急烦好转，但体温仍在38.4℃左右，大便已通，余症同前。上方减醋柴胡、丝瓜络、合欢皮，加青连翘12g，忍冬花15g，白花蛇舌草20g。7剂。上述丸药再加犀黄丸1瓶，每日服2次，服3天。

三诊：药后大便泻下稀便发烫，体温在第四天降至36.7℃，睡眠安稳，食欲有增，乳房红肿大减，颜色稍青略紫，中心红色已退，其局灶 4cm × 3cm，肿块稍软，压之不痛，但时感一阵阵针刺痛，舌质略紫黯尖瘀点不显，脉弦滑，左手脉细。屠老认为，药达病所，气分渐顺，瘀血渐通，毒热渐退，苦寒理气活血重剂当减。故再以青陈皮各 6g，制香附 9g，广郁金 6g，焦栀子 9g，粉丹皮 9g，蒲公英 24g，生牡蛎 20g（先煎），穿山甲 9g，紫丹参 12g，桃仁 9g，红花 9g，忍冬花 12g，白花蛇舌草 15g，青连翘 9g，天花粉 30g。7 剂。另：加味逍遥丸 1/3 袋，散结灵 5 片，每日 2 次。

四诊：体温 36.5℃，右颈部及腋下淋巴结肿已消，右乳房肿块基本已除，唯有如 2 分硬币大小硬核，但不痛不胀，余症皆蠲。上药继服 7 剂。丸药继服，嗣后恢复如初。

按：屠老认为，乳痈之致，一般说来与素体肝胃热盛，或肝郁不舒，或湿毒内蕴有关。在治疗时，要根据患者的体质，发热的程度，疼痛的性质，质地的软硬，兼夹的症状，予以综合分析。在具体用药时，灵活加减变通。产后若正盛邪实，当以祛邪为先；正虚邪实，当以扶正祛邪。总之临证辨证要准，用药专精。

妇人脏躁

妇人脏躁为临床常见之证。其大多相当于现代医学所谓的更年期综合征，是由于内分泌功能紊乱造成的一种疾病，或由于长期体质虚弱，气虚血亏，阴虚内热，情志抑郁，化火上扰，心神被荧，不得守舍，以致各脏腑功能失调而引起的一种病理反映。屠老认为，肝为女子之先天，肝体阴而用阳，过度的思虑劳碌，造成肝阳的弛张，阴不济阳，阳热过亢，阴液不足，以致脏阴虚损，是其最根本的因素所在。

一、辨证论治

1. 情志抑郁、化火上扰　症见情志不畅，胸脘痞硬，两胁不适，心急易怒，口干口苦，善喜太息，月经不调，或多或少，来潮腹痛，症状加重，遇怒则甚，舌质红，苔薄黄且干，脉象沉弦而滞。立法：舒肝解郁，清热安神。方药：醋柴胡9g，合欢皮15g，杭白芍12g，粉丹皮12g，青陈皮各6g，香佛手9g，广郁金9g，焦栀子9g，玫瑰花9g，龙胆草9g，生麦芽30g，生牡蛎30g（先煎）。若伴胸脘牵及胁肋胀痛加川楝子、元胡索、鹅枳实；头晕心烦，暂无安时加羚羊角粉（冲）、生石决明、淡豆豉、朱寸冬、朱远志；口干口苦加川黄连、青竹茹；恶心欲呕加嫩苏梗、川黄连、姜半夏；行经腹痛，甚或乳房胀痛加橘叶、夏枯草、大瓜蒌、没药、益母草。

2. 气血不足、心神被扰　症见面色皖白，苍白或萎黄，精神疲惫，失眠梦多，心慌气短，悲伤欲哭，心烦急躁，易惊易恐，纳呆食少，月经量少，舌淡，苔白尖红，脉沉细弱无力。立法：益气养血，安神补心。方药：太子参15g，大当归12g，炙黄精9g，大熟地12g，白豆蔻9g，野于术9g，炒枣仁9g，夜交藤30g，野百合15g，浮小麦30g，炙甘草9g，生谷麦芽各10g。若心慌较重加茯苓块、朱茯神、桂圆肉、柏子仁、远志肉；心急易怒加焦栀子、粉丹皮、合欢皮；纳呆食少加莲子肉、阳春砂、建神曲、莱菔子；血虚经少加紫河车、鹿角胶（烊化）、生阿胶（烊化）、杭白芍。

3. 阴虚津亏、神志不安　症见烦躁不安，头晕耳鸣，哭笑无常，两目干涩，畏光羞明，午后低热，颧红盗汗，心悸失眠，周身无力，下肢尤甚，口干舌燥，舌红，苔少或无苔，脉弦细而数。立法：滋阴生津，清热安神。方药：生石决明30g（先煎），沙白蒺藜各9g，杭白芍12g，枸杞子15g，淮小麦30g，大生地15g，天竺黄9g，粉丹皮12g，女贞子9g，地骨皮20g，莲子心9g，炒枣仁9g，夜交藤30g。若躁扰不安，头晕较甚加明天麻、生龙齿（先煎）、生紫贝齿（先煎）、灵磁石（先煎）；耳聋耳鸣加净蝉衣、谷精草、制龟板；哭笑无常、内蕴痰热加胆南星、石菖蒲、广郁金、生铁落、青礞石；心悸不安加朱砂粉（冲）、莲子心、远志肉；颧红盗汗，午后低热加制鳖甲、青蒿、地骨皮、五味子、制龟板；腰膝酸软加桑寄生、杜仲炭、川续断、大熟地、淮牛膝；咽干口燥加润元参、天花粉、麦门冬、川石斛。

4. 气滞血瘀、心脉失养　症见心烦躁动，情志抑郁，胸胁痞满，心悸健忘，悲伤欲哭，夜间加重，神志恍惚如见鬼状，月经不调，或前期或错后，时腹自痛，或月经不潮，或月经量少有血块色黑，来潮不爽，舌质红或淡尖边有瘀点或瘀斑，脉象沉弦涩滞。立法：理气化滞，活血散瘀。方药：桃仁12g，红花12g，丹参30g，益母草30g，赤芍12g，归尾10g，香附12g，合欢皮15g，醋柴胡9g，代代花9g。若急躁易怒，口干口苦加粉丹皮、焦栀子、川黄连、青竹茹；心悸健忘加玳瑁、朱远志、泽兰叶、珍珠母；悲伤欲哭加浮小麦、胆南星、天竺黄、石菖蒲、野百合；神志恍惚如见鬼状加冰片，《局方》至宝丹调服；月经来潮，乳房牵及胸胁胀痛加夏枯草、橘叶、大瓜蒌、丝瓜络、青陈皮；月经前期，量多色红加仙鹤草、侧柏叶、粉丹皮、煅龙牡；月经后错加艾叶、漏芦、穿山甲。

二、病案举例

1. 苏某，32岁，农民。患者素体虚弱，抑郁寡欢。近3~4个月来，自感恐惧，闻声惊恐不安，时有悲伤痛哭，不能控制，渐至不言不语，每日呵欠不断，夜寐不安，畏光羞明。曾经中西医治疗不效。刻下：症状同前，面色淡黯少华，舌淡，苔白，脉象沉细而微。遂辨：气血不足，心神失养。立法：补气益血，安神养心。方药：生甘草12g，淮小麦30g，全当归9g，太子参9g，大红枣9g，酸枣仁9g，远志肉9g，五味子6g，茯神木12g，桂圆肉9g，柏子仁9g，川黄连6g，肉桂心3g。4剂。

二诊：药后症状大减，无任何不适之感。再服7剂而愈。

2. 范某，女，46岁。悲伤欲哭一年余，近2周加重。刻下：面色微红，精神不振，恍恍惚惚，自感时有耳闻语言声，听后更觉烦闷，心急易躁，坐卧不适，头痛间断发作，疼甚则引起泛恶，情绪抑郁不乐，多疑易恐，睡眠欠佳，头晕耳鸣，腰膝酸软，周身乏力，月经正常，白带色稍黄而量多，舌苔薄黄腻，脉象细数。长期服用多虑平、速可眠、谷维素等药而疗效不显。屠老认为：此患者忧思疑虑，积劳成疾，心气耗伤，心血亏虚，心失所养；素来脾气刚烈，郁怒伤肝，肝肾不足，阴虚火旺，风阳上扰，心神不得守舍。当拟疏肝解郁，清热养血，安神补心为治。方药：醋柴胡9g，广郁金9g，胆南星9g，夜交藤30g，生甘草9g，浮小麦30g，石菖蒲9g，生铁落30g（先煎），生龙牡各30g（先煎），桂圆肉12g，野于术9g，朱远志9g。7剂。

二诊：药后头痛较轻，月经来潮，情绪急躁仍作，自感耳中语声减少，舌脉同前。上方减醋柴胡、石菖蒲加焦栀子9g，盐知母9g，枯黄芩12g。再进7剂。

三诊：药后睡眠稍有进步，中午亦能入睡1小时左右，饮食有加，烦躁稍好，头痛上午已除，下午稍减，耳中仍有语声但较前轻，舌苔薄，脉象沉弦稍数。守原方再施：浮小麦30g，生甘草9g，广郁金9g，盐知母12g，桂圆肉12g，夜交藤30g，生龙牡各30g（先煎），杭白芍15g，莲子心6g，生铁落30g（先煎），野于术9g，净蝉衣6g，女贞子9g，天竺黄6g。7剂。

四诊：药后诸症悉减，耳中语声续减，睡眠夜间踏实，已能入睡6~7个小时，多疑易恐大见其效，头痛已止，月经来潮，未见大发作，舌苔薄，脉象细且沉而不数。上方再进7剂。

五诊：1周来，精神好转，自感体力有增，但时感气短，耳中语声基本消失，时有独自或在安静条件下偶有出现，余症不显。上方加太子参15g，柏子仁9g，紫丹参12g。又进二十余剂，恢复已如常人。

按：屠老认为，妇人脏躁，其因较杂，一般皆为本身或气或血，或阴或阳之虚弱为其主要致病因素，参之外界情绪激惹，或忧思疑虑，郁滞化火为其诱因，从而导致心神暗伤，神不守舍，此乃本虚而标实，所以在治疗时，于重镇潜阳、大苦大寒之中，一定要保护脾胃，以防伤胃，且中病即止。

鼻　渊

鼻渊现代医学又称过敏性慢性鼻炎或鼻窦炎，每逢外感风寒、风热均可发病。屠老认为鼻炎相当于中医的鼻渊范畴，肺开窍于鼻与天气相通，所以四季气候的变化，极易引起鼻炎的发作。

一、辨证论治

屠老认为，本病常因本身肺内蕴热，湿热上蒸，肺失清肃，一般以郁热于肺而居多，故屠老自拟一方：荷叶边、青连翘、金银花、鱼腥草、黄药子、辛夷花、生藕节、苦丁茶、蔓荆子、荆芥穗为基本方。若外感风寒者，恶寒身冷、咳嗽无汗加麻黄、防风、杏仁；身高热微汗出、咽干口渴加生石膏、生寒水石、鲜芦茅根、炙麻黄；风热外侵、恶风身热、咽痛口渴加秦艽、防风、牛蒡子、马勃；前额痛牵及鼻部者加香白芷、制紫菀、南薄荷；太阳穴处疼痛加龙胆草、粉丹皮、霜桑叶；脑转耳鸣加白蒺藜、生石决明、谷精草、净蝉衣、藁本；鼻流清水加清半夏、云苓块、茅苍术、麻黄；鼻流浊涕、黄黏量多加枯黄芩、款冬花、青竹茹、绵茵陈、卷黄柏、瓜蒌皮；鼻涕带血丝加鲜芦茅根、荸荠、丹皮、赤芍、白及、侧柏叶、仙鹤草；鼻不闻香臭加佩兰叶、藿香梗、远志肉、郁金；鼻内红肿加焦栀子、粉丹皮、蒲公英、野菊花、桃仁、红花、蚤休；胸部憋闷，呼吸困难加杏仁、紫菀、麻黄、苏梗、桔梗、郁金；大便干燥加大瓜蒌、元明粉、熟大黄、鹅枳实。

二、病案举例

1. 郑某，女，37岁。慢性鼻窦炎3~4年。近1周因外感而引起鼻塞不利，鼻流浊涕色黄且臭，身冷发热，稍有微汗，四肢酸楚无力，咽喉干痛，夜间加重，张口呼吸，口干音哑，舌质红，苔薄黄腻，脉象滑数。遂辨：风热外袭，肺内湿热，失于清肃。立法：辛凉解表，清热利湿，宣肺通窍。方药：荆防各9g（后入），炙麻黄9g，杏仁泥9g（后入），生石膏30g（先煎），枯黄芩9g，鱼腥草15g，辛夷花9g，青连翘9g，金银花12g，鲜芦茅根各30g，润元参9g。4剂。另甘草、甘遂各等份，共研成细粉，炼蜜为丸如黄豆大，用药棉少许将药丸轻包，塞入鼻孔内，两孔交替塞用，每孔半天，晚上塞，天明换，约2~3天。

二诊：药后症状大减，鼻塞流涕均大减，外感尽退，咽喉干痛好转。上药及外用药再进1周而愈。

2. 陈某，女，22岁。每次行经前1周许鼻炎必犯，缠绵经年未愈。此次行经前又现此症，故来门诊治疗。现症，鼻堵流黄水不断，且鼻和上嘴唇已溃破，发热，口苦咽干，不思饮食，时有呃逆，恶心欲呕，心烦易急，二便尚调，舌质红，苔薄黄滑，脉弦滑数，左关尺脉稍细。屠老认为，冲为血海，肝主藏血，月事周期，此为正常之象，然此必是肝热上冲，逼迫肺金，金不制木，失于清肃而然。故采用清金抑木，泻火宣肺之法。方药：生石决明30g（先煎），生龙牡各30g（先煎），焦栀子9g，粉丹皮9g，川牛膝9g，枯黄芩10g，辛夷9g，荷叶9g，生藕节9g，鹅枳实12g，鲜芦茅根各30g，金银花12g，合欢皮15g，3剂。另：龙胆泻肝丸1/3袋，清肺抑火化痰丸1/4袋，每日2次。

二诊：药后第二天大便泄泻如水，每日4~5次，自感灼热，心烦易怒，恶心欲呕大见其效，鼻子稍堵，仍留黄水不断，舌脉同前。屠老认为，肝热平息，肺气渐通，但肺经湿热未除，上方减生龙牡、合欢皮、川牛膝，加青防风9g，滑石块15g，青连翘12g，苦参9g，生甘草9g。7剂。

三诊：诸症大减，鼻子畅通，心胸快然，鼻流黄水减轻，饮食渐开，舌脉同前。上方又进7剂而愈。并嘱其每次月经来潮前1周或3~4天，服用加味逍遥丸1/3袋，配合千柏鼻炎片5片，早晚饭后服用，以解痼疾。

3. 胡某，男，27岁。慢性鼻窦炎两年余。平素嗜酒肥甘，每日3餐，必饮酒下饭已3年。现症：体胖虚浮，动则稍喘，鼻塞不通，鼻涕稠浊，黄黏不下，牵及脑胀刺痛，睡眠饮食如常，大便如习惯性便秘，经常3~4日一解，或服牛黄解毒、通便灵、甚则用开塞露，以缓不更衣之苦，舌苔黄厚腻，脉象沉实而滑。屠老认为，患者素嗜酒肥甘，辛辣厚腻之品，积酿湿热，郁蒸于肺，肺与大肠相表里，肺失宣降，不得清肃下行，引起大肠传导失职，这又叫“天窍不开，地窍不通”，糟粕滞于肠中，郁而化热煎熬肠液，造成大便硬结，艰涩难出，腑气不通，浊气上攻，熏蒸于肺，又会造成肺气不降，如果循环往复，以至无穷。故当务之急，首以采取宣提肺气，清热下行，泻腑通实之法，使上窍开，下窍通。方药：麻黄6g，杏仁9g，紫菀9g，桔梗9g，黄芩12g，瓜蒌30g，枳实12g，厚朴10g，元明粉9g（冲），生大黄9g（包），秦皮9g，川萆薢9g。3剂。并嘱其大便通利即停入大黄。

二诊：药后大便通畅，先硬后溏，奇臭异常，自感鼻塞稍好，鼻涕仍多且稠色黄，舌苔稍退，脉象沉实而滑。上方减元明粉、生大黄、秦皮、川萆薢，加青竹茹9g，辛夷9g，黄药子9g，鱼腥草15g，生藕节30g，桑白皮9g。7剂。

三诊：药后鼻气已通，浊涕减少。上方再进14剂，基本已瘥。并嘱其少食肥甘和嗜酒厚腻，经常服清肺抑火化痰丸1/4袋，麻仁润肠丸1丸，每日2次，以善其后。

3. 刘某，女，35岁。慢性鼻窦炎6~7年，每逢春秋季节必犯，几经治疗不得愈。刻下：身高体胖，倦怠乏力，每以午饭后必困顿，目不欲睁，食量不多，不饥不渴，鼻塞流清涕，牵及头沉，胸部憋闷，呼吸粗糙，记忆力衰减，大便不成形，日行2~3次，舌质淡体胖大边齿痕，苔薄白水滑，脉象细小无力。屠老认为，此系“胖有多痰多水多气虚”，为中气不足，脾阳不振，运化失健，痰湿内生，上蒙心窍，心脑失养则记忆力减退。脾不升清，浊邪上干于肺，肺失清肃下行则有鼻塞流涕，从阴化寒，则有清涕不止。法当健脾益气，燥湿宣肺为治。方药：炙麻黄 9g，白芥子 9g，茅苍术 12g，青防风 9g，荆芥穗 6g（后入），焦白术 12g，清半夏 12g，云苓块 15g，草豆蔻 9g，杏仁泥 9g（后入），太子参 9g，佩兰叶 9g（后入）。7 剂。

二诊：药后鼻塞流涕大见其效，头沉胸憋好转，记忆力仍欠佳。上方加远志肉 9g，石菖蒲 9g，广郁金 6g。7 剂。

三诊：诸症悉减，午饭后较前精神，时有困倦之感，但转即而过，身体觉轻，记忆力仍差。昨晚外出受凉，鼻子又感堵憋，但鼻流清涕好转，周身酸懒无汗，舌苔薄白，脉细稍浮。再拟解表散寒，宣肺燥湿之法。方药：荆芥穗 9g（后入），青防风 12g，秦艽 12g，葱白 1 茎，淡豆豉 9g，炙麻黄 6g，杏仁泥 9g（后入），茅苍术 9g，生薏仁 15g，辛夷花 9g，甘桔梗 9g，净枳壳 9g，法半夏 9g。3 剂。

四诊：药后汗出表解，鼻窍通利，鼻涕减少，逢食热物稍有清涕出。上方减防风、葱白、豆豉、秦艽，加浮萍 6g，南薄荷 6g（后入），荷叶梗各 6g，青连翘 9g。又进二十余剂而瘥。记忆力也较前稍有进步。

按：屠老认为，鼻炎、鼻窦炎一般说来，大部与热与湿有关。但也有一些患者是因为素体阴盛阳气不足而寒湿较盛的。所以临证时，首先辨别分清寒热之属。鼻虽为肺窍，肺之湿热、寒湿闭郁，使肺失于宣降清肃可引发鼻渊，但肺不是一个孤立的脏腑，其与大肠互为表里，与脾为土金相生的关系，与肝为金木相克的关系，与肾为金水相生的关系等等，它们之间都通过络脉而相互络属，所以治疗时，反复推敲临床见症，抓住引致疾病的内在矛盾施治，收效才大。

喉痈

一、辨证论治

喉痈相当于咽部脓肿等病，现代医学称之为急慢性咽喉炎。其病因大致分为风热外感、肺胃热盛、痰热上蒙、阴虚火旺而虚火上炎等等，致使吭嗌失养，喉痈乃作。喉痈又分虚实，实证发病急骤，红肿疼甚；虚证发病缓慢，疼痛稍轻，红肿不甚。临床中，实证居多，虚证少见，但虚中夹实者屡见不鲜。

基本方：锦灯笼 9g，马勃 6g，板蓝根 12g，金银花 12g，青连翘 9g，金果榄 9g，嫩射干 6g，鲜芦茅根各 30g。若风热外袭、恶寒发热，咽痛发痒加牛蒡子、净蝉衣、南薄荷；咽干口燥、红肿热痛加润元参、川贝母、肥知母、西青果；咽喉红肿较重加野菊花、白花蛇舌草、蚤休、绿萼梅；客寒包火、声音嘶哑加牛蒡子、细辛、生姜片、甘桔梗、枯黄芩；阴虚内热、咽干疼痛，入夜加重者加玉蝴蝶、凤凰衣、细生地、粉丹皮、麦门冬、天门冬、北沙参；咽喉肿痛、遇风干痒者加青防风、白僵蚕、生龙牡、制地龙；痰热上蒙、咽痛不利加胆南星、天竺黄、青竹茹、旋覆花、制白前；毒热炽盛，大便不行加生大黄、元明粉、大瓜蒌、鹅枳实、川厚朴。

二、病案举例

1. 那某，女，37 岁。咽痛 11 天，刻下：声音嘶哑，咽干且痛，吞咽困难，疼痛牵及右侧头部及右耳窍，且右颔下有一蚕豆大小的核肿，质硬而痛且胀，周身发热，烦躁不安，喜食冷饮，饮后咽痛更剧，曾注射青霉素及口服先锋四号抗生素、冬凌草片、健民利咽片而罔效。舌质红，苔薄黄腻，脉象滑数。屠老认为，此系素体内热炽盛、外感风邪，束于吭嗌，以致形成客寒包火之势，欲清热解毒而被外围之风气阻遏而不入，使其毒火熏蒸，伤阴耗液，故咽哑声嘶。此当治宜祛风解表、郁热外达。方药：牛蒡子9g，净蝉衣6g，生姜片6g，细辛3g，炙麻黄9g，生石膏30g（先煎），马勃6g，甘桔梗6g，青连翘9g，金银花9g，润元参10g，鲜芦茅根各30g，天花粉15g。3剂。

二诊：药后咽干疼痛减轻，吞咽好转，声音嘶哑仍作，余症同前。每遇冷热之气则咳嗽咽痒，舌脉同前。屠老认为，此乃外风引动内风。法当祛外风，平息内风。上药加青防风6g，白僵蚕9g，制地龙9g。4剂。另：铁笛口服液1支，鹅喉宁3片，每日2次。嘱其少食冰镇饮食。

三诊：药后咳嗽大减，咽痛好转，身热亦减，唯颔下结肿不退且胀痛，舌质红，苔薄，脉象滑数。上方加减再进：净蝉衣6g，青连翘9g，西青果9g，炙麻黄9g，马勃6g，甘桔梗6g，金银花12g，夏枯草15g，生牡蛎30g（先煎），土贝母9g，昆布12g，润元参12g，鲜芦茅根各30g。7剂。另：散结灵5片，解毒消炎片5片，每日2次。

四诊：诸症悉除，颔下结肿基本消退。上方又进7剂，丸药同上，恢复如初。

2. 王某，女，32岁。咽痛1周，饮食艰难，左颔下有核肿，痛引左耳窍，且伴头痛身热，咳嗽痰多，曾用抗生素口服与肌注而不效。刻下：查左侧咽部红肿，并有散在白色疱疹，舌苔黏腻，脉象左细数右滑数。遂辨：胃火上升，痰热内蕴。立法：清胃泻火，化痰消肿。方药：升麻2g，牛蒡子9g，白僵蚕9g，射干6g，西青果9g，甘桔梗6g，肥知母9g，金银花12g，绵灯笼6g，生甘草9g，昆布9g，海蛤壳12g，生牡蛎30g（先煎），青连翘9g。7剂。另：锡类散喷咽喉红肿处。

二诊：药后症状大减，疼痛发热好转，结肿渐消，痰量减少，舌脉同前。上方又进14剂。另：六神丸10粒吞服，每日服2次而安。

按:屠老认为，喉痈一证，临床实火居多，治疗初期大多采用清热泻火为主；若肺胃热盛，毒热内蕴，熏蒸溃破，则以解毒利湿，佐以凉血化瘀；若伴结肿，疼胀且硬，则加以软坚散结，化痰消肿；若溃破不易收口，则施以托疮生肌，化腐收敛之法。

梅核气

一、辨证论治

梅核气大多由于长期情志抑郁，肝郁不舒，夹痰凝滞，渐积形成。其症状表现自觉咽中有如梅核状异物阻塞，吐之不出，吞之不下。然因其患者体质虚实各异、寒热不同，所以治疗亦异。

基本方：苦桔梗 9g，清半夏 12g，云苓块 12g，紫苏 9g，川厚朴 10g，广郁金 9g，土贝母 6g，生牡蛎 12g（先煎），夏枯草 12g，瓜蒌仁 12g。若咽喉阻塞较重加合欢皮、鹅枳实、制香附；黄痰黏稠量多不易咯加制白前、胆南星、海蛤壳、青礞石、炙杷叶；湿痰较盛、质地清稀加广陈皮、制紫菀、款冬花、白芥子；伴胸胁痞满、气滞不舒加青皮、佛手、玫瑰花、代代花、陈香橼；急躁易怒加焦栀子、粉丹皮、龙胆草、川黄连，甚者加羚羊角粉（冲）；异物阻塞、久不去者加桃仁、红花、丝瓜络、赤芍、帛鳖甲、昆布、海藻。

二、病案举例

1. 徐某，女，48 岁。自觉咽中有异物感已 2 年。曾至某医院检查：怀疑食道憩室。胃镜提示：未见异常。几经中西医治疗罔效，故请屠老诊治。刻下：异物感近 4 个月来加重，咽中时时如梗状，饮食尚可，每逢情志不遂则更甚。胸部憋闷，善喜叹息，口干口苦，两目干涩发酸，时有黄痰如块，但量不多，舌质红，苔黄厚腻，脉象沉弦滞。屠老认为：此患者平素多愁善感，肝气抑郁，“气有余便是火”，肝气郁久化热，与痰交滞，凝聚而成，气不得宣畅，上阻于吭嗌之间而作。治宜疏肝解郁，理气化痰，清热散结。方药：海浮石 10g，旋覆花 9g（包），广郁金 9g，黛蛤散 15g（包），昆布 12g，生牡蛎

20g（先煎），瓜蒌皮15g，苦桔梗9g，粉丹皮9g，青陈皮各6g，川厚朴9g。7剂。

二诊：药后胸憋好转，咽中梗阻仍作，大便4日未解，时感烦躁。上方加生大黄9g（包），焦栀子9g。7剂。并嘱其见大便即停用生大黄。另：散结灵5片，内消瘰疬丸1/3袋，每日服2次。

三诊：药服第五剂后，顿感咽中梗阻似乎减轻，胸憋再减，口苦亦轻，情绪稍好。上药再进7剂，丸药继续服。

四诊：自感咽部明显好转，余症皆减，舌苔黄厚腻渐退，大便时有黏腻之物排出，唯时感午后稍头晕，舌质红，脉细数且沉。屠老认为：药中病所，肝气舒调，痰热渐退，阴虚显现。再拟以理气散结，清热养阴之法以调之。昆布10g，夏枯草12g，黛蛤散15g（包），粉丹皮10g，苦桔梗9g，生牡蛎30g（先煎），广郁金9g，大生地12g，麦门冬12g，双钩藤12g，生石决明30g（先煎），赤白芍各12g。7剂。另：散结灵5片，杞菊地黄丸1丸，每日2次。

五诊：头晕已2日未作，余症悉减。上方上药加减又进2月左右，随访病已痊愈。

2. 马某，女，57岁。自觉咽中梗阻5~6年。伴有胸脘憋闷，经治半年大有转机。于2月前，因工作发生口角而病情加重。现症：咽部不利，自感有异物阻塞，咯之不出，咽之不下，不痛不痒，胸闷不畅，时有呃逆，叹息不止，稍有不顺，暴发雷霆，饮食尚可，舌苔黄腻，脉象沉滑。屠老认为，长期情怀不畅，木郁乘土，运化不及，湿聚生痰，痰湿中阻，气机不利，夹痰上逆，郁遏吭嗌而成，此乃梅核气也。方拟清热散结，开胸顺气，降逆化痰。方药：白芥子9g，大瓜蒌30g，薤白6g，炒莱菔子9g，川黄连6g，清半夏12g，嫩苏梗9g，川厚朴6g，茯苓皮12g，昆布12g，广郁金9g，香佛手9g。14剂。

二诊：药后自感胸快然，但时感急躁易怒，眠差纳呆，舌苔垢腻发黄，脉象滑数且弦。屠老认为，上药白芥子、薤白性温偏燥，动火上炎，肝胃热盛，故去两药，加青竹茹 12g，焦栀子 9g，生石决明 30g（先煎），藿香、佩兰各 9g（后入）。7 剂。

三诊：情绪好转，食纳尚可，睡眠尚安，舌苔渐退，咽中堵闷减轻，晨起咽喉有少量痰色黄，黏稠不出，大便 3 日未解。上药加青礞石 9g（先煎），冬瓜仁 12g，生大黄 6g（包）。7 剂。另：清肺抑火化痰丸 1/4 袋，每日 2 次。并嘱其大便通畅后，去掉大黄。

四诊：咽中梗阻大减，在工作、交谈之中已无感觉，唯独自赋闲之时稍有感觉。上方又连服三十余剂。另：加味逍遥丸 1/3 袋，散结灵 5 片，每日 2 次，经 2 月而安。

按：屠老认为，"百病皆因于气"、"百病多因痰作祟"，这也是许多疾病致发的关键所在。所谓梅核气，此乃因长期情志抑郁、气机不调，与湿痰、痰热交凝，渐积形成。倘若治疗非理气而不除，非化痰而不消。根据临床治疗观察，《金匮要略》中的半夏厚朴汤加味治疗梅核气，收效颇佳。

瘰　疬

瘰疬相当于现代医学的颈部淋巴结结核，此病之来，大多与情志不畅，气滞不通，与湿痰痰热相合，交结凝滞，逐渐形成。然而在具体的治疗上，要根据瘰疬时间的长短、质地的软硬，阴阳的归属，寒热的不同，体质的虚实，综合分析。一般治疗大法，皆以理气解郁，化痰散结为主，兼夹之症，辅以治之。若瘰疬久而不去者，可酌加活血化瘀之品，收效更为满意。

病案举例

1. 张某，女，48 岁。两侧颈项之间有核，左侧如蚕豆，右侧如大枣，发现已 3 月。3 月前，曾因心中郁闷，颈项自感发胀，触之方感。经某西医检查：诊为颈淋巴结核，曾口服异烟肼、PAS，注射青链霉素及理疗激光照射，而未见消散。刻下：精神萎靡，面色淡黄少华，周身疲乏无力，头晕头痛，眠差多梦，胸胁胀满，颈项结核胀而稍硬，扪之稍痛，皮色正常，月经不调，每次月经来潮之前，心急易怒，自感结核疼胀，咽干梗塞。舌质淡红稍黯，苔黄厚腻，脉象沉弦滑数。屠老认为，此病好发女性，多由抑郁不舒。然此患者正值更年期之际，由于月经不调，肝失疏泄，气血瘀滞，肝气夹痰上逆而行于颈项两侧，系属肝之经络，治宜舒肝解郁、软坚化痰、理气活血。方药：生牡蛎 30g（先煎），海蛤壳 15g，夏枯草 15g，制鳖甲 12g，川贝母 9g，醋柴胡 9g，川楝子 9g，当归尾 12g，桃仁 12g，红花 12g，川厚朴 12g，法半夏 12g。7 剂。另：内消瘰疬丸 1/3 袋，每日 2 次。

二诊：药后月经来潮，色黑量少而有块，顿感急躁好转，胸胁胀满减轻，结核胀硬稍缓，但头时有晕痛，睡眠稍好，舌苔黄厚腻，脉沉弦滑数。屠老认为：上药见效，但肝热上冲，清窍失养，湿热不祛而苔腻而黄。上方加生石决明30g（先煎），双钩藤12g，藿香梗9g，佩兰叶12g（后入），川黄连6g。7剂。丸药继服。

三诊：诸症悉减，结核渐消，但时感胃脘不适，不思饮食，舌苔薄腻，脉沉弦滑。屠老认为，上药苦寒，胃有不受。当宗上法，固护胃气，加减再调。生牡蛎20g（先煎），鳖甲9g，川贝母6g，夏枯草12g，川黄连6g，吴茱萸6g，焦白术9g，阳春砂6g，桃仁9g，红花9g，法半夏9g，双钩藤10g，乌梅肉炭9g。7剂。丸药同前，加服香砂养胃6g，每日2次。

四诊：食纳渐增，胃脘舒服，颈项结核已成黄豆大小，余无任何不适。又连进21剂而愈。

2. 彭某，女，36岁。曾有肺结核病史十余年，经治已愈。8个月前发现左侧颈项之间有核，经医院诊为：颈部淋巴结核，曾口服、注射抗结核等药无效。刻下：1个月前，行穿刺诊断而引起感染，结核溃破，流出黄水兼有黄白色如豆渣样物，但不痛，自感神疲力乏，面色黄而不泽，头晕目眩，自汗畏寒，胸胁闷痛，夜寐不安，患处上部结核坚硬，皮色正常，而下部结核已溃，按之有黄色黏稠液体溢出，舌质淡红，苔薄，脉象细弱。遂辨：肝郁化火，痰热凝聚。立法：舒肝清热，化痰散结。方药：甘桔梗6g，天花粉15g，煅龙牡各30g（先煎），淡昆布9g，淡海藻9g，生石决明3g（先煎），夏枯草12g，炒枣仁15g，远志肉9g，胆南星6g，滑石块15g，生薏苡仁24g。7剂。另：犀黄丸6g，每日2次。并嘱其禁忌海味、辛辣、香椿、糯米等食物。

二诊：药后不效，症状同前，不思饮食，食后作胀，夜寐不安。上方加夜交藤15g，莲子心6g，莲子肉12g，白豆蔻12g，川厚朴9g。7剂。

三诊：睡眠稍好，胃胀已减。唯头晕目花，颈项疼痛牵及耳根部，结核仍硬，疮口渗出黄脓液，舌淡，苔薄，脉象细弱少力。屠老认为，脓毒未尽，上侵耳部；肝热上冲，清窍失荣。再拟方：生石决明 30g（先煎），赤白芍各 12g，杭菊花 12g，川贝母 9g，夏枯草 15g，淡海藻 9g，淡昆布 9g，生薏仁 15g，生龙牡各 15g（先煎），龙胆草 9g，野于术 9g，莲子肉 9g，炒枣仁 9g，夜交藤 15g，生甘草 6g。7 剂。屠老讲，根据临床经验用药，以及各医家记载，海藻与甘草合用消瘰的效果更佳。另：犀黄丸 3g，每日 2 次。

四诊：自感结核渐见消退，疮口渗出液减少，白腐渐去，余症亦减。效不更方，又进 14 剂。犀黄丸继服。

五诊：半月来复诊，脓液明显已清，疮口干净，疮面较前干燥，疮口有收敛之势，唯时感头昏胀，下肢少力，舌质红，苔薄黄乏津，脉象弦细数。屠老认为，毒素将除，阴津亏损已显，当宗上法加天花粉 24g，大生地 30g，润元参 12g。14 剂。丸药继服，外用托疮生肌散加香油调敷患处。

六诊：药后上部肿块仍有黄豆大小，但疮口已收敛干净，近 4～5 天自感胃脘部胀满。上方又加减再进三十余剂。另：散结灵 5 片，内消瘰疬丸 3g，香砂养胃丸 6g，每日 2 次，嗣后肿消结散疮净口敛而愈。

按：屠老认为，瘰疬一证，与气痰交滞而成，气郁日久，化热蕴毒，上达咽嗌，从而又有结核破溃和未破溃两种证型。瘰疬胀痛未破者，采用软坚散结，理气祛痰之法；已破溃流脓液者，宜采用托疮生肌，解毒收敛之法。

瘿病

瘿病是以颈前喉结两旁结块肿大为主要临床特征的一类疾病。屠老认为：瘿病大多由于情志内伤，饮食及水土失宜，以致造成气滞、痰凝、血瘀壅结颈前而引起，古人又称瘿瘤、瘿气、瘿囊等。正如《诸病源候论·瘿候》云："瘿者由忧恚气结所生。"《济生方·瘿瘤论治》说"夫瘿瘤者，多由喜怒不节，忧思过度，而成斯疾焉"，"大抵人之气血，循环一身，常欲无滞留之患，调摄失宜，气凝血滞，为瘿为瘤"。《杂病源流犀烛·颈项病源流》也说："西北方依山聚涧之民，食溪谷之水，受冷毒之气，其间妇女，往往生结囊如瘿。"这些理论都说明了此病常与情志、水土有密切关系，且妇女常见。

屠老认为瘿病的鉴别是很重要的。瘿病的肿块在颈部正前方，肿块一般较大，瘰疬在颈项的两侧，肿块一般较小，有的如黄豆大小，个数多少不等，且坚硬如石。瘿病的治疗原则大多以理气化痰，消瘿散结为主。若肿块较硬或有结节者，应配合活血化瘀，软坚散结之品；郁火太盛可加清气解毒之药；湿热内蕴可加清热利湿之物；寒湿较著可加散寒除湿之剂；阴虚火旺可加滋阴清热之属。因目前临床所见此病甚少，有待进一步研究，兹仅举 1 例，1987 年一女性就诊情况。

王某，女，48 岁，密云县人。因 1984 年到山上砍柴，口干口渴而饮山中之水 3～4 次，又加之平素性情暴烈，常与家人不和，心中抑郁不舒，继而自感颈前发胀较前略肿且硬，但不痛不痒不红，不觉难受，睡眠尚可，饮食乏味，也未做治疗。3 年后来京就诊，现颈前肿大如苹果面积，自感憋闷，睡眠侧卧不感，仰卧则憋，吞咽不受影响，在当地医院诊为"甲状腺肿"，几经治疗罔效。屠老认为：当地水质有问题，与许多人出现瘿病有关，加之平素情志不遂，气滞痰结，血脉瘀滞，逐渐以大。故嘱其患者，禁饮山中之水，少食鱼虾、肥甘厚味，忌糯米、骡马肉、鹅肉、香椿、香菜之类。望舌：质淡黯，苔白厚腻如积粉，脉沉细涩。遂辨：气滞痰郁，血脉瘀阻，久而成瘿。当施理气化痰、开郁通瘀、软坚散结。方药：制香附9g，苦桔梗9g，生牡蛎30g（先煎），土茯苓12g，广郁金9g，嫩苏梗9g，土贝母9g，夏枯草12g，桃红各12g，猫爪草9g，昆布9g，海藻9g，云苓块15g。14剂。另：紫金锭醋研，加香油调和外敷患处，加服散结灵5片，每日2次。

二诊：药后自感心胸畅然，舌苔渐退，苔白腻，脉沉细涩。余症同前。上方加苏木9g，海蛤壳12g，土鳖虫3g。继服14剂。余药同上。

三诊：药后稍感颈项较前松快，皮肤略痒如虫爬，时感恶心，不思饮食，大便偏稀，小便量多，舌脉同前。屠老认为，此病药中，颈项松软，皮肤痒如虫爬是好的现象，说明气血渐通，因虫类药使胃气失和，当加和胃缓中之生姜4～5片，法半夏12g。上药继服30剂。

四诊：药后自感肿块较前稍小，睡眠呼吸不觉憋气。上药继服30剂。外用药改青苔加醋加菜籽油调敷患处，加服醒消丸1瓶，每日1次，每中午服。

五诊：服药近4个月，瘿瘤又减如核桃大小且软，不痛不憋，继按上方及其他内服外用药物治疗，又经近3个月，瘿瘤几乎触不到，时有生气后，感觉发胀，余症皆除。并嘱其家中食用水，加入贯众放入大缸中浸泡食用，以杜秽浊之气。

按：屠老认为，目前瘿病基本上已得到控制，但在边远山区以及深山老林之中，仍有瘿病发生。水质问题是一方面，情志抑郁加痰、加瘀又是很重要的因素，所以在治疗时，一要杜绝食用未经许可的食用水，以绝后患；二要根据病情，灵活加减辨证施治，以除病根。

湿 疹

湿疹是临床中常见的一种病证。大多由于饮食不节，嗜酒肥甘，或以水为业，久居湿地，都可以造成脾胃失于健运，湿自内生，与热相合，其性顽固，“如油投面，难解难分”，治疗棘手。其症状：可出现在局部或全身，红色疙瘩，瘙痒难忍，夜间加重，甚者搔抓后流出黄水且黏。正如古人所云：“无湿无热不作痒。”根据临床观察：大多患者先于血虚血燥，阴虚内热，加之湿热郁内熏蒸使然。屠老对于湿疹常用清化湿热，芳香化浊，凉血散血，滋阴清热等大法相互佐使。

常用方：绵茵陈、白鲜皮、地肤子、青连翘、六一散、白花蛇舌草、忍冬藤、生薏仁、紫花地丁、贯众、猫爪草。若身痒恶风，或恶风痒甚加净蝉衣、青防风、荆芥穗（后入）；身痒发热加青蒿、地骨皮、南薄荷；夜间痒重者加大生地、粉丹皮、大当归、地骨皮、盐知母、盐黄柏；周身串痒不安者加生石决明、白僵蚕、地龙、生龙牡（先煎）；胸脘痞闷，口中黏腻不爽者加藿香梗、佩兰叶、胆南星、清半夏、广郁金；心急易怒加焦栀子、粉丹皮；湿疹流黄水且黏加川黄连、枯黄芩、龙胆草、蛇床子；湿疹色红疹点大者加赤芍、紫草、蒲公英、七叶一枝花；湿疹色暗红不退者加桃仁、红花、穿山甲、丝瓜络；若湿疹痒甚加百部、蛇床子、苦参、苍耳子、大当归、生石决明、生紫贝齿；大便秘结或黏腻不爽者加胡连、秦皮、生大黄、槐米；小便短赤且涩痛加川萆薢、金钱草、灯心草、琥珀粉、猪茯苓、淡木通。

病案举例

1. 黄某，男，28 岁。身体盛壮，半月前无明显诱因，腹部即出现大片红色疙瘩极痒，夜间加重，搔抓后皮疹出血流黄水且黏，皮疹面积增大，牵及下阴至两大腿内侧皆有，曾至某西医院诊为：急性湿疹。予服赛庚定，肌注葡萄糖酸钙，外用炉甘石洗剂而不效。现症：心急烦躁，头晕口苦，大便干结，小便黄少，舌红，苔黄腻，脉弦滑数。仔细询问过去有酗酒史，喜食肥甘。屠老认为：正如《内经》所言“膏粱厚味，足生大疔”。此例乃为湿热郁久，入于血分，热毒熏蒸，逼迫于外。治以清热泻火，解毒利湿。方药：绵茵陈30g，龙胆草9g，藿香梗9g，佩兰叶9g（后入），白鲜皮12g，地肤子12g，猫爪草12g，生薏仁15g，益元散15g（包），苦参9g，青连翘12g，北胡连9g。7剂。另：归参丸1丸，梅花点舌丹2粒，每日2次。并嘱其上药第三煎多加水煮后熏洗。

二诊：药后白日作痒稍好，唯夜间痒甚，大便每日3~4次，自感肛门灼热，小便畅通，心中快然。上方加生石决明30g（先煎），青蒿9g，地骨皮30g，盐知柏各9g，苍耳子15g。7剂。丸药同前。

三诊：药后大见其效，唯下阴部瘙痒出汗潮湿。上方加蛇床子9g。7剂。加服二妙丸1/3袋，归参丸1丸，每日2次，嘱其第三煎加水煮后外洗下阴部。

四诊：自感大有好转，瘙痒基本已止，未有新鲜湿疹再现。继服7剂，以善其后。

2. 杨某，女，30岁。面部湿疹一月余。1月前先自感面部发热潮红，继而瘙痒，出现红点满布，红点上面可见细薄鳞屑，别无所苦。舌质淡红尖红，苔薄，脉弦细。屠老认为，此系血燥受风，肌肤失养。当拟养血祛风，润燥止痒之法。方药：青防风6g，香白芷3g，荆芥穗6g（后入），大当归12g，紫丹参9g，大生地12g，桑白皮9g，忍冬藤12g，南薄荷6g（后入），苦参9g，生甘草9g，白鲜皮9g。7剂。嘱其患者用第三煎加水熬浓缩后熏洗，再用梅花点舌丹温化，碾成糊状加香油少许，调敷患处。少用肥皂搓洗。

二诊：药后颜面脱屑减少，红点不显，瘙痒也明显减轻，然颈项及耳后又见新起丘疹不大，余症不显。上药又进7剂。

另：犀黄丸，每日服1瓶，外用黄连、青黛、煅牡蛎、煅石膏研成极细末，加入冰片少许，用香油调敷患处。

三诊：药后湿疹基本不痒，未见新起的斑丘疹。继服上药7剂，外用药同前，并嘱其汗出勿湿，汗出勿当风，少用肥皂刺激，少食辛辣厚味。

3. 许某，女，27岁。湿疹近一年。西医诊断为：内分泌功能紊乱，脂溢性湿疹。1年前有不明显诱因，在月经来潮之前的5～6天，即出现颜面发热且痒，斑丘疹满布，夜间痒甚，心烦易怒，心情不悦，口苦口干，牵及乳房胀痛，两胁下窜痛，甚则恶心，白带较多色黄而黏且臭，月经先期，经色鲜红或有血块，腹部胀痛。曾至中西医治疗，效果不佳，待月经期过后，颜面湿疹渐退至正常。俟月经再潮之前又复作。今特来请屠老诊治。此次正值月经将来潮之际，症状同上所叙，舌质红，苔黄厚腻，脉象沉弦细数，左关脉滞。屠老认为：此系血虚肝郁，湿热内蕴，肝郁不舒，“气有余便是火”，炎热上炎，夹湿热上达于颜面而现此症，尤其“肝为女子之先天”，自身不得其养，血热蕴湿而就。首以清热利湿，凉血止痒。方药：栀子9g，粉丹皮12g，香白芷6g，浮萍6g，南薄荷6g（后入），白鲜皮12g，地肤子12g，丹参12g，赤芍12g，忍冬藤9g，青黛粉6g（包），夏枯草20g，橘叶9g，六一散15g（包）。7剂。另：加味逍遥丸1/3袋，每日2次。

二诊：服药第四天，经血来潮，自感乳房胀痛稍减，但时有两胁窜痛，颜面瘙痒稍好，心烦易怒减轻，舌脉同前。上方加青陈皮各6g，合欢皮12g。7剂。嘱其第三煎加水熬浓缩后熏洗颜面。另：二妙丸1/3袋与上丸药同服，每日2次。

三诊：颜面湿疹基本消退，白带量稍减，舌质红，苔薄白，脉象沉弦细稍数。后改服丸药，归参丸1丸，二妙丸1/3袋，加味逍遥丸1/3袋，早晚饭后服用，每日2次。并嘱其在月经来潮之前，再取上方汤药煎熬，服1周许，嗣后已愈。

4. 梅某，男，48岁。患者2年前全身出现暗红色丘疹。几经中西医治疗罔效。刻下：除颜面外，全身出现暗红色丘疹，时有瘙痒不堪，全身皮肤粗糙，局部皮肤肥厚粗硬，且呈深褐色，有抓痕血印，舌质淡红尖边红，苔白腻，脉象弦滑数。屠老认为此为西医的泛发性湿疹，中医学所谓的湿毒蕴结，久而入血，热灼津血，而致血液稠黏，发于肌肤，郁久色黑。治宜解毒利湿，凉血活血，润肤止痒。方药：槐花24g，苦参9g，干生地30g，天花粉30g，白鲜皮20g，地肤子20g，大当归15g，桃仁12g，红花12g，泽兰叶12g，川槿皮9g，制全虫9g，威灵仙9g，土茯苓12g，生甘草6g。4剂。外用川花椒12g，贯众30g，蛇床子9g，龙胆草30g，全当归60g。煎水外洗。

二诊：药后瘙痒略有缓解，余症仍作，大便干结，小便涩痛。屠老认为：湿毒欲去，无由出路，当通二便。上药加生大黄12g，盐黄柏9g，川萆薢12g，淡木通6g，元明粉3g（冲）。3剂。外用清凉油合如意金黄散5袋，用香油调敷。

三诊：大便已通，小便痛止，顿感心情愉悦，外用药刚一涂敷，自感极痒难忍，复起许多新鲜发红的丘疹，过2~3小时后，瘙痒停止，身感舒适，局部皮损面稍变软变薄。上药去大黄、元明粉、淡木通、盐黄柏，加穿山甲9g，乌梢蛇9g，漏芦12g，三七粉3g（冲服）。7剂。

四诊：自感瘙痒基本消失，皮肤明显好转。上药又再进24剂。另：归参丸1丸，每日2次，犀黄丸1瓶，每日1次，经治皮肤基本恢复正常。

按：屠老认为，湿疹多由风湿热之邪外客于肌肤所致，日久郁而化火，耗伤津血，使之血虚化燥生风，肌肤失于血之濡养，故使湿疹呈慢性渗发。湿疹一证，并非皆湿热之因，其间兼夹血虚阴亏，血燥生风，故治疗也不可能一味的清热利湿所能奏效。其大法在清热利湿的主方中，血虚当益血，血燥当润燥，血瘀当活血，毒盛当解毒，另外在湿疹极痒的情况下，宜急用重镇潜阳之品，以迅解其痒。

丹 毒

丹毒一证，中医学又称之为“流火”。因发病部位不同，而命名亦异。然致病之因，主要是湿毒蕴于血分。一般来说，多由于饮食不节，辛辣太过，酗酒肥甘，膏粱厚味，或于外感风热暑湿郁久化热，都可导致脾胃的运化失调，聚湿生热，久而湿热蕴毒伤于血络，外溢于肌肤而作。屠老根据临床治疗反复推敲，拟定基本汤药如下：

治疗丹毒汤：忍冬藤24g，青连翘15g，大青叶12g，焦栀子9g，肥知母9g，盐黄柏9g，六一散15g（包），蒲公英30g，紫花地丁12g，赤小豆30g，紫草9g，土茯苓15g，茅苍术12g。若出现局部红肿热痛较甚者加生石膏、乳没、青黛粉，外用葱白切碎捣烂合蜂蜜调匀，外敷患处，或用青黛合鲜蒲公英捣烂调敷；若高热不退加生石膏、生寒水石，另：紫雪丹加服；大便干，小便赤加生大黄、川萆薢、淡木通、金钱草；若见神志不清，心中躁扰，暂无安时，可予防火毒攻心，配安宫牛黄丸，湿热蒙蔽心包，可配服《局方》至宝丹。

病案举例

1. 丁某，女，22岁。患者右脚面及足踝部红肿热痛3周许，经某医院诊为丹毒。曾注射青霉素1周，服先锋四号、去痛片、维生素、中药予服活血消炎丸、二妙丸及十余剂中草药，疗效不显，疼痛有增无减，且有发展趋势。现症：局部呈8cm×9cm大小的红肿块，色泽鲜红，边界清楚，中间且有少量黄色黏稠的分泌物，明显触痛，触摸局部发烫，至夜间疼痛加重，难以入寐，二便尚调，舌质红绛，苔黄厚且腻，脉象弦滑数。屠老认为，此患者身体丰肥，内蕴湿热，湿热郁久化而为毒，湿毒下注，浸渍血脉，脉络不通，故有丹毒是证。遂拟清热利湿，凉血解毒之法。方药：紫花地丁12g，蒲公英30g，野菊花30g，败酱草15g，大青叶15g，川牛膝12g，茅苍术12g，土茯苓15g，忍冬藤15g，盐知柏各9g，生薏仁15g，粉丹皮12g，赤小豆30g，生槟榔9g，生甘草6g。4剂。外用葱白捣碎与蜂蜜调敷患处，每日更换2~3次。

二诊：药后红肿热痛其势大减，大便所下黄绿色黏液，自感肛门灼热，局灶面积减小色淡红，分泌物消失。屠老认为：上药中病，湿毒自大便排出，但尚未尽荡，当佐以滋阴之品，托邪外达。上药加天花粉15g。大生地30g，猪苓15g。连进14剂而愈。

2. 赵某，男，47岁。患者近3年来每次感冒，过于劳累或行走过多后，而现右小腿突然发红且肿痛，并伴身热恶寒，有时体温可达40℃左右。每次发作注射青霉素及服用抗生素后而逐渐平复。原1年发作2次，现1月1次，时有1月发作2次。此次来诊已发病3日，右小腿红肿痛胀，灼热烫手，右侧鼠蹊部淋巴结肿大而痛，体温38.7℃，舌质红，苔薄黄腻，脉象弦滑数。遂辨：湿热化毒，浸渍于下。立法：清化湿热，凉血解毒。方药：川牛膝9g，盐黄柏9g，炒苍术12g，赤小豆30g，六一散15g（包），忍冬藤12g，生薏仁15g，赤芍9g，丹皮9g，猪茯苓各12g，川贝粉9g，盐泽泻2g，蒲公英15g。4剂。

二诊：药后红肿明显减退，体温恢复正常。上药又进7剂。后改服二妙丸1/3袋，参苓白术丸1/3袋，经服3周，疼痛已除，红肿已消，随访未见复发。

3. 解某，女，42岁。患者3天前突感右足背及右小腿红肿热痛，稍活动则胀痛加剧，口干口渴，喜思冷饮，厌食呃逆，体温39.3℃，大便4日未行，小便短赤，周身无力，时有发热恶寒。遂至某西医院检查：右小腿至右足背皮色红赤，形如云片，局部触之烫手。化验：白血球19800/mm^3。诊为：急性丹毒。注射青霉素80万单位，每日2次，口服先锋四号、

维生素 B_1、维生素 C，3 天来未见转机，故来求诊。刻下：症状同前，舌质红，苔薄黄腻，脉象弦滑数而有力。屠老认为：此乃属湿热下注，毒入于血。遂拟解毒利湿，清热凉血，佐以止痛之法。方药：金银花 24g，大青叶 10g，生栀子 9g，蒲公英 24g，猪茯苓各 15g，赤小豆 30g，车前子 12g（包），大生地 24g，粉丹皮 12g，当归尾 12g，赤芍 12g，青连翘 12g，生大黄 9g（包）。3 剂。另：梅花点舌丹，每次 1 粒，每日服 2 次。

二诊：药后呕逆止，大便畅，稍进食，唯疼痛发热不减，体温 38℃。化验：白血球 13200/mm^3。舌苔薄黄，脉弦略数。上方减生大黄加煅石膏 30g（先入），没药 6g。7 剂。外用芙蓉膏涂敷患处，每日 2 次。

三诊：自感疼痛减轻，局部发热好转，皮肤红赤变浅，体温降至 36.9℃，白血球 10800/mm^3，舌质淡红，苔薄黄，脉弦稍数。效不更方，继服二十余剂。后再改以二妙丸 1/3 袋，每日 2 次，服约 1 周许，丹毒痊愈，恢复如常。

按：屠老认为，丹毒发病在急性期，大多采用清热利湿，凉血解毒为治；若迁延日久，毒邪内入于血，造成血液黏稠而为血瘀，故在治疗用药上，根据瘀血的轻重，酌加适量活血透托之品；若正虚邪陷，偏于气阴两虚，可加益气养阴，扶正以托邪外达；偏于阳虚寒湿者，可予温阳益气，散寒逐湿，略加活血化瘀之品。临证时一定要审证求因，因势利导，辨证施治。

输尿管结石

输尿管结石相当于中医学的尿血、石淋、腰痛，尤其与石淋关系密切。其病因病机大多由于阴虚血少，内热炽盛，火燔阴血，血液黏稠，此型似属血淋；然最常见且发病率较高的当属素来嗜酒肥甘，辛辣厚味，聚湿生热，湿热下注，久酿成石。临床症状常以腰酸腰痛，牵及左右少腹部，小便短赤涩痛而不畅，时有小便中断为其主要表现。治法大多采用滋阴凉血，清热利湿，化石通淋之法。

病案举例

1. 常某，女，42岁。突感右侧腰及腹部发生持续性疼痛4天，曾至某医院检查尿常规：红细胞（+），脓球0~3，蛋白（±），黏液丝（+）；血象：白细胞$10200/mm^3$。X线检查：腹部平片示第四腰椎右横突稍下方相当于输尿管部位，有一0.5cm×0.6cm卵圆形大小阳性结石阴影，遂诊为右侧输尿管结石，患者拒绝手术治疗，故来请屠老诊治。

刻下：疼痛4日，每次发作非阿托品和注射麻醉剂而不得缓解。其腰腹疼痛拒按但痛不放射，小便次数减少，尿道涩痛，短赤淋沥，小便时牵及下腹胀坠而痛，痛其则伴恶心呕吐，吐出黄苦水，不思饮食，心烦不安，月经正常，白带量多且黄稠，舌苔黄滑，脉弦滑而数。屠老认为，四诊相参，当属阴虚湿热，膀胱气化不利，湿热下注，蕴结成石。治以清热利湿，化石通淋。方药：金钱草30g，海金砂15g，炙鸡金9g，盐知柏各9g，台乌药9g，小茴香9g，盐橘核10g，滑石块15g，车前子20g（包），猪茯苓各15g，生草梢9g，琥珀粉6g（包）。7剂。

二诊：药后第五天，腹痛减轻，但少腹仍时有胀痛，腰痛未减，小便畅通，涩痛稍减，用力大便时，从小便排出黄白色混合状浊物，其量不少，舌苔黄而干燥，脉弦滑数。屠老认为，此乃湿热之邪，自小便溢出，是谓之佳兆。因长期湿热壅遏之故，气滞不宣，仍当用上法，加川萆薢 12g，炒杜仲 9g。7 剂。

三诊：在服第四剂药后的晚间，突感腰腹疼痛难忍，继而牵及会阴部剧痛，欲解小便，从小便中排出三十余粒如绿豆大之结石，且伴血尿发热涩痛，而诸症基本消失，少腹及腰部稍有酸痛。屠老认为，久蕴之石排出后，湿热尽荡，而气阴不足，而时感正虚之空痛，当酌加益气养阴之品，以扶其正。方药：川萆薢 9g，猪茯苓各 12g，赤白芍各 9g，太子参 12g，大熟地 12g，淮山药 15g，粉丹皮 9g，杜仲炭 12g，枸杞子 15g，滑石块 12g，桑寄生 30g，台乌药 9g，盐橘核 9g，生甘草 6g。7 剂。

四诊：药后诸症皆除，唯小便色黄而频，舌脉同前。上方加盐知柏各 6g，桑螵蛸 9g。又进十余剂，而未见复发。

2. 赵某，男，52 岁。右侧输尿管结石三月余。3 月前自感右侧腰痛，时有尿血，小便不畅。经某医院 X 线摄片检查发现：右侧输尿管相当于第三腰椎之下缘处，有约 0.8cm × 0.6cm 大小之结石阴影。继而进行泌尿系统造影，提示结石距输尿管口大约 20cm，因血压高未进行体外碎石，故请屠老诊治。现症同前，舌质淡红尖红，苔薄黄腻，脉象弦细数，屠老认为，此患者素喜食辛辣肥腻，酗酒太过，造成湿热内蕴，久酿成石。当以清热利湿，化石通淋之法。方药：海金砂 12g，川萆薢 9g，猪茯苓各 15g，粉丹皮 9g，炙鸡金 12g，金钱草 30g，石韦叶 12g，车前子 20g（包），白茅根 30g，生牡蛎（先煎）30g，冬葵子 9g，琥珀粉 6g（包）。7 剂。

二诊：药后血尿已止，但腰痛不减。上方加川楝子 9g，元胡索 9g。14 剂。

三诊：药后症状同前，时伴右侧少腹胀坠不适，遂作腹部平片示：结石位置下移至距输尿管口 8cm 处，结石大小0.8cm×0.7cm。屠老认为：结石下移是好的症情，但结石大小有增，恐排出不易，故上方加桃红各12g，水蛭3g。7剂。另：三金片5片，每日服3次。

四诊：药后右少腹疼坠加重，小便时有中断，自感尿道发热不畅，余症同前。上方又进7剂。丸药继服。

五诊：服药第五剂后的清晨，突感腰痛欲裂，右少腹胀痛下坠难忍，继而小便火辣辣热痛，二十余粒比绿豆稍小的形态各异的结石排出，尿色顿变成黄赤混浊，大汗遍身，疼痛消失。后改服二妙丸1/3袋，三金片5片，六味地黄丸1丸，又服约2周而愈。

按：屠老认为，泌尿系结石临床所见不多，其病因病机大多皆为湿热内蕴，久酿成石。然亦有兼夹症，如伤阴者，耗气者，临证时当根据具体病情，加减化裁。对于结石日久不化，久不排者，应酌加一些活血化瘀之品，如桃仁、红花、赤芍、益母草、泽兰叶、王不留行，更宜于增以虫类之品，如水蛭、虻虫等，取其灵动剔透之性，对软坚化石，效果更佳。

附录：屠金城学术论文题录

（一）屠金城老中医治验二则．光明中医杂志，1991 年第 6 期

（二）老中医屠金城湿病的辨治．健康报，1991 年第 5 期

（三）急性胃溃疡出血治验．陕西中医杂志，1992 年第 1 期

（四）屠金城对湿热致酿胆疾之浅析．辽宁中医杂志，1992 年第 5 期

（五）屠金城治疗急性重症验案．北京中医杂志，1992 年第 3 期

（六）自拟头痛安愈煎之妙用．光明中医杂志，1992 年第 3 期

（七）清肝益胃汤治肝胃阴虚．健康报，1992 年 1 月 5 日

（八）屠金城教授治疗溃疡性结肠炎经验初探．甘肃中医学院学报，1992 年第 2 期

（九）屠金城教授治皮肤瘙痒效方．吉林中医药杂志，1992 年第 6 期

（十）老中医屠金城治疗肝病四则．辽宁中医杂志，1993 年第 1 期

（十一）胃下垂胃黏膜脱垂等临床治疗探析．全国内科脾胃病专业委员会第四次会议论文，1992 年 11 月 27 日

（十二）风湿热痹治疗浅析．湖北中医杂志，1993 年第 4 期

（十三）屠金城论治湿热诸疾．北京中医杂志，1993 年第 3 期

（十四）自拟解毒利湿软肝汤临床效用．陕西中医杂志，1993 年第 7 期

（十五）屠金城教授治疗脾胃病经验拾贝，全国内科脾胃

病专业委员会第五次会议论文，1993 年 10 月

（十六）自拟加味生脉灵临床效用，全国第一届继承老中医经验专题学术研讨会论文，1993 年 9 月

（十七）乌梅丸临床新用．吉林中医药杂志，1993 年第 4 期

（十八）外感寒热辨．吉林中医药杂志，1993 年第 4 期

（十九）屠金城教授治百病首以扶土为急务之管见．吉林中医药杂志，1994 年第 3 期

（二十）血小板减少症与养阴为主中医治疗观察

（二十一）屠金城教授中医治疗泄泻大法举要

（二十二）屠金城教授治疗低热临床发微